Ann Linet

Die tibetische Massage

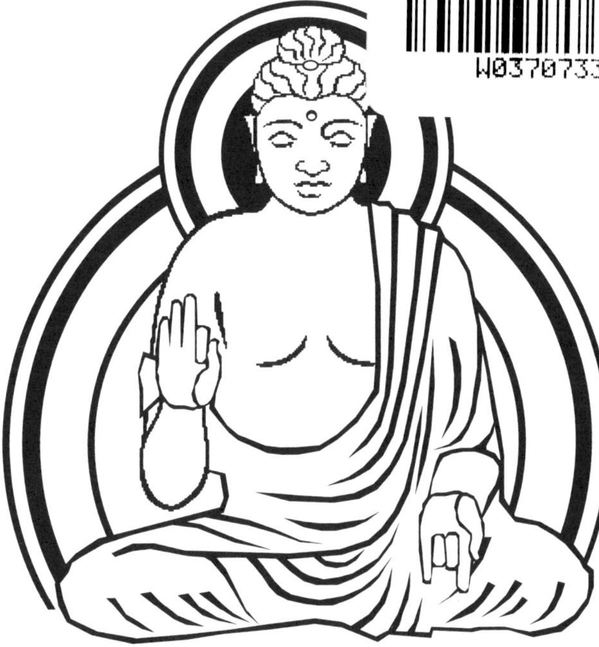

Die Tibetische Masage

ISBN 3-931330-09-5

1. Auflage Oktober 1999

Verlag : *Blue Anathan Verlag*
Am Wettbach 15, 72336 Balingen
Tel. 07433-930864 Fax / 930865
EMail: BAV@TreeNet.de
Web: www.BAV-Versand.de

Autor : *Ann Linet*
eMail: AnnLinet@TreeNet.de

Titelbild : *Ann Linet*

Illustrationen : *Ann Linet*

Belichtung : *Satztechnik Stooß, Hechingen*

Druck : *Pohland, Augsburg*

Bindung: *Geiger, Ammerbuch*

Inhalt

Vorwort 7

Geschichte und Ursprung dieser Massage. 9

Über die Technik der tibetischen Massage 11

Was bewirkt die tibetische Massage ? 14

Wie wirkt die tibetische Massage? 19

Die Einsatzmöglichkeiten 22

Die sieben Haupt-Chakren 29

Das 1.Chakra Das Wurzel-Chakra (Muladhara) 34

Das 2. Chakra Das Sakral-Chakra (Syadhisthana) 36

Das 3. Chakra Das Solarplexus Chakra (Manipura) 38

Das 4. Chakra Das Herz-Chakra (Anahata) 40

Das 5. Chakra Das Hals-Chakra (Vishuddha) 42

Das 6. Chakra Das Stirn-Chakra(Ajna) 44

Das 7. Chakra Das Scheitel-Chakra (Sahasrara) 46

Das Lernen der tibetischen Massage. 48

Vorbereitung für eine Massage-Behandlung 50

Reaktionen durch die Massage 53

Ablauf der 1. Massage 57

Ablauf der 2. Massage 59

Das Begrüßungs- und Beendigungsritual 62

Die Ausgleichsposition 65

Antippen an der Hüfte 68

Die liegende 8 70

Zirkeln auf der Schulter 72

Zupfen am Nacken 74

Das Verschieben 76

Das Ausstreichen der Seiten 79

Die Herzposition 82

Die liegende 8 gegen den Uhrzeigersinn 83

Das Zirkeln mit zwei Fingerspitzen
auf der linken und rechten Seite 86
Das Verschieben bis Höhe Schultern. 88

Vorwort

Die tibetische Massage ist für jeden erlernbar, der gerne seinen Mitmenschen etwas Gutes tun möchte.

Es ist eine Massage, die im privaten Bereich genau so angewandt werden kann, wie in der Praxis eines Therapeuten.

Ich selbst habe die tibetische Massage damals bei meiner Reiki Meisterin in einem Seminar gelernt. Das Gefühl und die Wirkung der Behandlung hat mich sofort überzeugt und habe die Massage seither in meiner Praxis an meinen Patienten durchgeführt.

Bislang gab es kein Buch, das die tibetische Massage beschreibt.

Ich hoffe, dass ich mit diesem Buch die tibetische Massage jedem leicht zugänglich wird, der seinem Nächsten etwas mehr an Zuwendung und Aktivierung der Selbstheilungskräfte geben möchte.

In der Praxis zeigt sich die hohe therapeutische Wirkung der tibetische Massage, da sie speziell im psychischen Bereich eingesetzt werden kann.

An dieser Stelle bitte ich um Verzeihung, wenn ich ausschließlich in der männlichen Form die Behandlung beschreibe. Selbstverständlich sind es auch die Patientinnen und Therapeutinnen, für die dieses Buch geschrieben wurde.

Ich wünsche jedem Anwender und Anwenderin die nötige Hingabe zur Behandlung und die Ruhe, um die Streichungen gleichmäßig und langsam ausführen zu können. Gleichzeitig bekommt auch der Ausführende durch die Behandlung die Erweiterung zur inneren Konzentration und mehr Mitgefühl.

Geschichte und Ursprung dieser Massage.

Wie es der Name schon verrät, stammt diese Massageform aus Tibet. Der genaue Ursprung, die Frage, wer diese Massage entwickelt hat, ist nicht bekannt. Es ist aber anzunehmen, dass die Massage aus dem Jahrtausend altem Wissen den buddhistischen Klöstern überliefert wurde. Die heilkundigen Behandlungsmethoden der Tibeter sind sehr reichhaltig. Sie umfassen ein großes Wissen in den Anwendungen der Kräuterkunde, unter anderem werden spezielle Pillen gedreht. Weiter beinhaltet die Heilkunde Meridianbehandlungen mit Akupunktur und Akupressur, bis hin zu Tiefenmassagen. Die Therapien verstehen sich immer als ganzheitliche Medizin, das heißt, es wird über den Körper auch der Geist und die Seele behandelt, und das auf dem Prinzip der drei Doschas Vata, Kapha und Pita.

Hinter den Behandlungen steht deshalb auch eine Glaubensgrundlage als Philosophie. Bei den Tibetern gilt als vorherrschende Religion der Buddhismus. Seine Heiligkeit der Dalai Lama, ist das amtierende Oberhaupt dieses Glaubens.

Die tibetische Medizin baut sich aus verschiedenen Teilen der ayurvedischen Medizin auf und der eigenständige Bon- Religion, das ist eine nordasiatische Form des Schamanismus. Das Zentrum der heutigen tibetischen Medizin befindet sich in Dharamsala in Indien. Dort lebt auch seine Hoheit der Dalai Lama seit seiner Flucht aus Tibet.

Die Grundaussage der tibetischen Medizin ist, dass Krankheiten beim Menschen durch fehlende Balance zwischen Körper, Geist und Seele entstehen. Es ist wichtig zu wissen, welche Folgen es hat, wenn falsche mentale Vorstellungen Krankheiten verursachen. Eine Grenze zwischen den seelischen, geistigen und körperlichen Krankheiten gibt es nicht. So wird jeder Kummer, Ärger oder Leid, der nicht bewußt be- und verarbeitet wird, sich irgendwann als körperliche Beschwerden bemerkbar machen.

Durch die tibetische Massage wird die Einheit und Harmonie von Körper, Geist und Seele wieder hergestellt.

Über die Technik der tibetischen Massage

Jede dieser Streichungen werden ganz sanft, ganz langsam und nur unter ganz leichter Berührung durchgeführt. Um dieses leichte Gleiten über die Haut zu erleichtern, ist etwas feines Öl notwendig.

Die Technik der einzelnen Streichung ist festgelegt und sollte immer in der gesetzten Folge durchgeführt werden.

Bei der ersten Massage baut der Patient am Anfang der Therapie zuerst einmal das Vertrauen und Kennenlernen zur Behandlung auf.

Da sich diese Massage von der klassischen Art völlig unterscheidet, ist es für den Patienten oft schwierig sich vorzustellen, was hier praktiziert wird. Die meisten kennen nur die kräftige Behandlung im muskulären Bereich. Diese so sanften Streichungen, die in die Tiefe wirken, obwohl sie „nur“ auf der Haut stattfinden, sind eher unbekannt.

Die verschiedenen Streichungen beinhalten die liegende 8, Quer- und Längsverschiebungen, sowie das Zirkeln, Zupfen und die Ausgleichposition. Die Massage teilt sich in zwei Massage Formen, wobei die erste Massage aus acht verschiedenen Streichungen, die zweite

Massage aus sechs verschiedenen Streichungen besteht.

Die liegende 8 ist seit Jahrtausenden als Unendlichkeitssymbol bekannt. So hat die 8 weder Anfang noch Ende, und versinnbildlicht so das hermetische Prinzip – wie oben, so unten. In den Tarot Karten symbolisiert die Karte 8 die Kraft, Energie, Mut und Tatendrang.

Bei den Chinesen ist die 8 in der Zen-Meditation sehr wichtig, denn durch das zeichnen der 8 in den Sand, kommt der Mönch in seine eigene Mitte und in den Zustand des Nichtsdenkens. Gleichsam wird die 8 auch in Tibet verwendet, um in die innere Ruhe und Ausgeglichenheit zu kommen.

Durch das Streichen dieser 8 am Rücken, wird der Patient zentriert und beruhigt. Die Verspannungen im Menschen lassen spürbar mit jeder Streichung der 8 nach.

Verschiebungen die quer verlaufen, dienen dem Energieausgleich von der rechten zur linken Körperseite oder von Yin nach Yang und umgekehrt. Yin und Yang sind Bezeichnungen aus der chinesischen Medizin. Yin ist die weibliche Seite, mit Eigenschaften wie Sanftheit, Intuition, Geburt und Tod. Yang beschreibt die männliche Seite und ist manifestierend, strukturierend, starr und logisch. Zusammen sind es Eigenschaften, die jeder

Mensch in sich trägt. Gelebt werden diese Seiten in unterschiedlicher Menge, so kann eine Frau sehr harte, männliche Energie ausstrahlen und dagegen ein Mann sehr fein und sanft sein.

Verschiebungen die in länglicher Richtung verlaufen, haben den Zweck, die angelösten, verbrauchten Energien herauszuschieben.

Zirkelungen lösen Verspannungen und Blockaden sehr punktuell auf, genauso auch das Zupfen.

Die Ausgleichsstellung zwischen jeder Streichung dient der Einwirkung, Konzentration und Pause zu der nächsten Streichung.

Der Massage geht ein Begrüßungsritual voraus, das im Anleitungsteil beschrieben steht. In diesem Ritual nimmt der Therapeut Kontakt zum Patienten auf und nimmt ihn in seinem Energiefeld auf. Es ist eine gute Form für den Therapeuten, sich in Demut zum Patienten und zur Behandlung zu begeben.

Was bewirkt die tibetische Massage ?

Die tibetische Massage ist zuerst einmal eine Behandlung des Fühlens. Da die Streichungen so fein verlaufen, bedeutet es für manchen, endlich einmal wieder eine Streicheleinheit zu erhalten. Dieses Fühlen ist ein kleiner therapeutischer Teil der Behandlung und doch ist er sehr wichtig.

Aus der Heilkunde für Kinder weiß jede besorgte Mutter, dass ein paar Streicheleinheiten schnell zur Gesundung des Kindes beitragen. Hat das Kind z. B. Bauchschmerzen, wird die Mutter kreisende Streichungen auf dem Bäuchlein machen. Diese Art der Streichung wirkt krampflösend auf die Bauchorgane des Kindes ein. Selbst als Erwachsener kennt es jeder, dass nach einer zu reichlichen Malzeit der Bauch gerieben wird, um eine schnellere Verdauung anzuregen.

So löst nun die liegende 8 als Streichung auf dem Rücken eine starke Beruhigung aus. Z.B. kann man diese Methode bei einem aufgedrehten Kind, welches nicht einschlafen kann, anwenden und es schläft dann leichter ein.

Was wir nun für unsere Kinder als selbstverständlich tun, nehmen wir als Erwachsener viel zu wenig in Anspruch. Vielleicht ist es das Denken, seit wir aus dem Kindsein herausgewachsen sind, als Erwachsener immer stark sein zu müssen. Manchmal entstehen beim Erwachsenen sogar regelrecht Berührungsängste. Doch kennt jeder die Sehnsucht nach Berührung und nach einem guten Gefühl. Leider werden die Berührungen und Streicheleinheiten dann nur noch von dem Partner oder Partnerin gewünscht und bekommen so meistens nur einen sexuellen Charakter.

Berührungen und Streicheleinheiten sind aber durchaus weit mehr und werden durch die tibetische Massage in den therapeutischen Stand erhoben.

Durch die sehr sanfte, und noch wichtiger, sehr langsame Streichung, soll der Patient in tiefste Ruhe geführt und die Hingabe in die eigenen Gefühle gefördert werden.

Anfangs haben es die Patienten immer etwas schwer, sich „fallen“ zu lassen. In den folgenden Behandlungen stellt sich dafür immer mehr die Freude ein, wieder eine Massage zu bekommen.

In den ersten Massagen werden zuerst einmal Gefühle und Reaktion auf und unter der Haut vom Patienten bemerkt. Der Patient ist daher in einem Vorgespräch darauf vorzubereiten, dass Gefühle wie weinen, schluchzen, Trauer, Kälte-, so wie Wärmeempfinden während der Massage heraufkommen können. Diese Gefühle und Emotionen sind aber gewollt und dürfen sich äußern, denn es sind alles ungelöste Probleme, die Blockaden und Krankheit verursachen. Der Therapeut sollte diese Regungen nicht unterbrechen, sondern einfach geschehen lassen bzw. unterstützen.

Sicher kann die Massage auch einfach nur sehr angenehm empfunden werden, mit dazu gehörenden Gefühlen wie Genießen, Freude und Lachen.

Doch ist es ja meistens so, daß der Patient mit einem Leidensdruck kommt. Gefühle und Konflikte werden durch Verdrängung im Alltag in das Unbewußte verkapselt. Die tibetische Massage fördert dieses Unbewußte wieder hervor und kann durch die Streichungen systematisch aus dem Körper gezogen werden. Das Herauslösen der Blockaden geschieht nicht nur mit der Massage, sondern auch möglichst durch ein Gespräch nach der Behandlung. Der Therapeut sollte mit dem Patienten ein psychotherapeutisches Gespräch führen, um die aus der Tiefe herauf beförderten Probleme zu verarbeiten und verstehen zu lernen.

Erleichternder weise braucht sich der Therapeut nicht allzu große Gedanken machen, worum es bei den

Problemen geht. Während der Massage bekommt der Patient Gedanken oder Bilder, die der Problematik entsprechen, die zur Verarbeitung anstehen. Sinnvoll ist es, den Patienten einfach alles ausdrücken zu lassen, was ihm gerade in den Sinn kommt.

Selbst wenn kein Gespräch folgt und keine Bilder beim Patienten entstehen, kann man von der harmonisierenden Wirkung der Massage überzeugt sein. Viele Blockaden lösen sich einfach auch so auf, ohne daß sie ins Bewußtsein gelangen müssen.

Ergebnis der ersten Behandlung ist zu 98%, daß der Patient in der folgenden Nacht sehr gut schläft. Dies ist als erstes Zeichen anzuerkennen, wie tief diese Massage einwirkt. Für Menschen, die Schlafstörung haben, ist diese Behandlung schon ein großer Erfolg und das Vertrauen wächst stark an.

Patienten die große Nervosität oder Streß haben, stauen oft die ganze Energie im Bauch. Durch die Streichungen wird die Lebenskraft gelöst und kann sich dadurch wieder im ganzen Körper verteilen.

Im weiteren berichten die Patienten, daß sie sich irgendwie leicht fühlen. Durch die harmonisierende Wirkung auf das gesamte System, ist der Mensch wesentlich stabiler im Umgang mit seiner Umwelt und Streß kann nicht mehr so einwirken. Dieser Zustand verstärkt sich mit jeder Behandlung so, dass die eigene innere Ruhe, Leistungskraft, Vitalität und Immunstärke wieder aufgebaut wird.

Das wichtigste an dem Ergebnis ist aber, dass sich mit der Zeit ein Gefühl für den eigenen inneren Reichtum aufbaut. Der Patient kommt wieder in die innere Harmonie, wodurch eine ausgeglichene Balance zwischen Körper, Geist und Seele entstehen kann. Das heißt, letztlich geht es darum, den harmonischen Fluss der Energien im psychischen, muskulären und vegetativen Bereichen des Menschen wieder herzustellen.

Wie wirkt die tibetische Massage?

Zuerst ist es notwendig, die Folge der Streichungen genau einzuhalten. Jeder Zug baut auf den nächsten Zug auf.

Durch die Feinheit des Streichens, gerade noch den Kontakt zur Haut zu haben, löst dies einen Reiz auf die Hautrezeptoren aus und wird dann als beruhigendes Signal an das vegetative Nervensystem weitergeleitet. Dadurch wird es auch möglich, dass sich die Selbstheilungskräfte der Organe aktivieren.

Das Chakrensystem wird über die Art des Streichens dazu angeregt, sich wieder zu harmonisieren. Sie werden mit jedem Zug wieder miteinander verbunden. Chakren funktionieren wie ein mechanisches Uhrwerk, ein Chakra greift in das andere ein. Aber ungelöste Probleme bringen so ein Chakra um die richtige Funktion. Wie sich so eine Störung oder Blockade in einem Chakra anfühlt, ist für den Patienten oft schwer zu benennen, da er auch selten über das Chakrensystem Kenntnis hat. Meist wird eine Störung als Enge oder Krämpfe empfunden und wird gern einem Organ zugeteilt.

(Die Chakren sind in einem besonderen Teil beschrieben.)

Ärzte bemühen sich dann oftmals vergeblich, an einem Organ etwas krankhaftes festzustellen, weil die Beschwerden nicht pathologisch sind. Doch wenn das Problem lange genug nicht bewußt bearbeitet und gelöst wird, kann es auch zu organischen Beschwerden kommen.

Chakren sind rein energetische Felder, die mit keinem Gerät erkannt oder medikamentös behandelt werden können. Somit sind Chakren für die Ärztewelt nicht existent.

Ähnlich ist es auch mit der Seele. Auch damit haben die Ärzte nicht viel zu tun, denn auch sie kann man nicht herausschneiden. (Glücklicherweise gibt es aber immer mehr Ärzte, die auch in der ganzheitlichen Medizin arbeiten!)

Der Seelenteil wird durch das Fühlen in der Massage angesprochen.

Hier kommen durch die Streichungen Gefühle von Geborgenheit und angenommen sein in sich selbst und zum Leben zur Geltung.

Frieden haben und nicht kämpfen müssen, sich einfach los lassen oder fallen lassen können, ist das Erlebnis, das der Patient erfährt.

Und wenn die Seele endlich „baumeln“ kann, dann bekommt der Geist die Freiheit und den Raum, Probleme rational zu bearbeiten und zu lösen. Was vorher undurchsichtig erschien, bekommt durch die Ruhe den logischen Durchblick.

So lernt sich der Mensch selber verstehen, weil Ruhe und innere Harmonie durch die tibetische Massage entsteht.

Der Geist kommuniziert mit der Seele und deren Gefühle, zusammen können sie das Befinden des Körpers besser verstehen und deuten.

Viele Krankheiten entstehen in der Seele. Ungelöste Probleme werden in den Körper als Symptom weiter geleitet und manifestiert, bis der Geist angestrengt wird, heraus zu finden, wie es dazu kam. Behandelt man also die Krankheit, z. B. ein Magengeschwür nur organisch und nicht auch die seelische Ursache, nämlich den Ärger und Stress, wird der Patient nicht gesund.

Die Einsatzmöglichkeiten

Die tibetische Massage kann immer dann angewendet werden, wenn ein Mensch das Bedürfnis hat, sich wohl zu fühlen.

Es gibt im Grunde keinen Zustand, wo diese Massage nicht angewendet werden sollte.

Die Ausnahmen stellen ansteckende Hautkrankheiten, wie eitrige Akne, Neurodermitis, Gürtelrose und offene Hautstellen. Hier kann nicht massiert werden, denn die Ansteckungsgefahr und die Möglichkeit, dass der Krankheitsherd verteilt wird, ist zu groß!

Sonst kann die tibetische Massage bei allen Patienten angewandt werden, die depressiv, abgespannt, gereizt, ruhelos sind und auch bei denjenigen die Schmerzen haben, wo aber nach ärztlicher Untersuchung organisch kein Befund vorliegt. Aus der Praxis liegt die Erfahrung vor, dass chronischen Schmerzen auch vergangen sind, obwohl gar nicht gezielt darauf hin gearbeitet wurde.

Die tibetische Massage ist aber kein Ersatz für eine ärztliche Behandlung!

Bei Schlafstörungen sollte die Massage am besten abends durchgeführt werden, da die beruhigende Wirkung dann einen gesunden Schlaf ermöglicht.

Es gibt für die tibetische Massage natürlich keine Altersgrenze.

Sehr gut läßt sich die tibetische Massage auch mit anderen Therapien verbinden. Zum Beispiel kann die Behandlung im Wechsel mit zwei Tagen Abstand mit der Fussreflexzonenmassage praktiziert werden.

Reiki und die tibetische Massage vereinen sich sehr gut, denn Reiki fließt als Energie einfach mit ein.

Grundsätzlich kann man sagen, daß die tibetische Massage mit allen Therapien harmoniert. Um den Patienten aber bei intensiv wirkenden Behandlungen nicht zu überfordern, sollte nur im Wechsel gearbeitet werden, also nicht zwei verschiedene Behandlungen hintereinander. Bei jeder Behandlung, die zur Blockadenlösung eingesetzt wird, kann der Patient in seelische Prozesse kommen, d.h. er erlebt manchmal große Gefühlsschwankungen, die sehr anstrengend sein können.

Begleitend sollte auch immer ein schöner Duft den Raum erfüllen. Ganz gezielt auf das jeweilige Bedürfnis, können Aroma Öle eingesetzt werden. Auch Räucherstäbchen, möglichst Chakrenräucherstäbchen, tragen über den Ätherkörper der Heilung bei. Ätherische Öle können auch dem Massageöl beigemischt werden.

Die therapeutische Wirkung der Massage ist am besten, wenn sie im Abstand von 4 Tagen erfolgt. Auch ein Abstand von 7 Tagen von Behandlung zu Behandlung hat sich bewährt. Längere Pausen zwischen den Behandlungen sollte es nicht geben, da sonst die Reizwirkung wieder herabgesetzt wird.

Patientenberichte

Anhand von Erfahrungen aus meiner Praxis möchte ich von ein paar Behandlungsverläufen erzählen.

Herr S., 73 Jahre alt hörte von der Behandlung und Bat um die Massage. Da er aber nicht mehr mobil war, machte ich ausnahmsweise Hausbesuch bei ihm und seiner Frau.

Herrn S quälten seit Jahren Schmerzen durch seine Osteoporose und erklärte, dass er Schmerzen im Liegen, Sitzen und Stehen hatte.

Wir errichteten aus dem Esstisch einen provisorischen Massagetisch. Zur Polsterung legten wir zwei zusammengelegte Wolldecken darauf.

Die erste Massage genoss Herr S. sehr, als liebevolle Zuwendung. Er berichtete, dass er in dieser Nacht wunderbar geschlafen hatte. Bei der dritten Massage lösten sich langsam alte Verletzungen aus einer Partnerschaft, vor der Jetzigen. Herr S. war viele Jahre verheiratet und verlor seine erste Frau durch Krebs. Eine Bekanntschaft zu einer Frau die darauf folgte, verschafften ihm so viele Probleme, dass er einen Herzschrittmachen operiert bekam. Diese Frau hatte versucht, ihn finanziell zu betrügen. Dieses arge Verhalten kannte Herr S. bis dahin nicht und war so tief enttäuscht, dass die enttäuschte Liebe ihm das Herz gebrochen hatte. Die nächste Beziehung war die Frau, die auch ich kennen lernen durfte. Mit dieser Frau führte Herr. S. wieder eine harmonische Partnerschaft. Der Schmerz durch die Frau vorher, blieb aber noch unverarbeitet in ihm. In einem Gespräch löste sich viel von diesem Schmerz in wahre Bereitschaft das Geschehnis gefühlsmäßig nochmals zu durchleben und anschließend dieser Frau von Herzen zu verzeihen.

Nach der fünften Behandlung ließen seine Schmerzen im Rücken langsam nach. Beim achten Mal empfing er mich freudestrahlend an der Türe und sagte mir, er fühle sich - saupudelwohl- entschuldigte sich gleich für den Ausdruck, aber besser konnte er es nicht beschreiben, denn er hatte keine Schmerzen mehr. Er hatte nach Jahren den Rasen wieder selber gemäht und schwang mit seiner Frau das Tanzbein.

Der gesunde Zustand hielt sich gut ein halbes Jahre, dann kam er um noch fünf Nachbehandlungen zu bekommen. Die Schmerzen blieben weg.

Herr K. 64 Jahre alt, war in seiner Art immer noch etwas unbeholfen wie eine Jugendlicher. ER wollte durch die Massage etwas mehr Selbständigkeit bekommen und mehr Gefühl zu sich selbst. Herr K. gehörte einer strengen Glaubensgemeinschaft an, die wohl durch ihre Dogmen diesen Mann noch mehr verunsicherte, als er es sowieso schon war. Er brauchte es regelrecht, dass ich ihm im Gespräch klar und einfach sagte, wo seine Probleme sind und wir suchten, nach einer Möglichkeit, wie er mehr Selbstsicherheit gewinnen könnte. Nebenbei ging es ihm rein körperlich nach jeder Behandlung besser. Seine Leistungskraft stieg so weit an, dass der Vater mit leichtem Schritt vollgepackt mit Einkaufstaschen die Treppe hinaufstieg, wo sein Sohn schwer atmend Mühe hatte, die gleiche Last die Treppe hinauf zu tragen.

Frau K., 41 Jahre alt, suchte zuerst einmal die Entspannung, heraus aus dem Stress der Familie und Alltag. Sie suchte nach neuen Möglichkeiten, ihre innere Ruhe und Ausgeglichenheit zu finden. Sie fand durch die Massage ein neues Gefühl zu sich selbst und mehr Geduld für ihren Mann und ihren vier lebhaften Söhnen.

Die sieben Haupt-Chakren

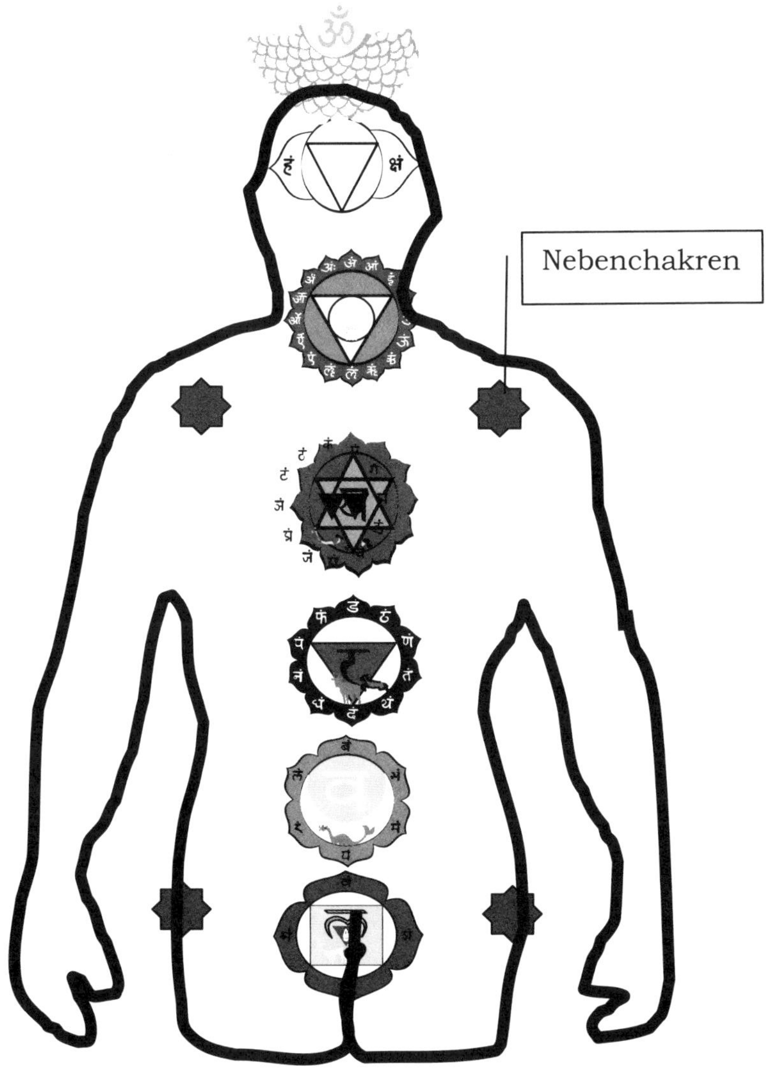

Die sieben Haupt-Chakren

Chakra ist eine indische Bezeichnung für Energiezentrum.

Seit Jahrtausenden hat sich die indische Lehre mit dem Energiesystem beschäftigt und deren Farben und Darstellungen festgelegt.

In diesen Chakren oder Zentren sind die Sinne unseres Körpers und der Seele zusammengeschlossen. Alle Informationen aus Gefühlen, Emotionen und Körperlichem werden gebündelt und von diesen Chakren an die zugehörigen Drüsen und Nervenzellen weitergegeben. Entsprechend dem Ereignis erfolgt die Reaktion, wodurch sich die Energie im Chakra erweitert, oder verengt werden. Diese Verengungen dienen als Schutzfunktion, um weitere Verletzungen zu vermeiden. Man nennt sie auch Blockaden.

Jedem Chakra ist je nach Bereich die entsprechende Drüse zugeteilt. Durch die Hormone der Drüsen werden die Organe gesteuert und entscheiden so über deren Funktion.

Die Energie in den Chakren dreht sich und zwar immer in wechselnder Richtung. Beim Mann dreht sich das erste Chakra rechts herum, bei der Frau, links herum, dann jeweils in das nächste Chakra links-rechts-links...

Die Kundalini Energie, eine Lichtspirale dreht sich von ersten Chakra beginnend links herum gegen den Uhrzeigersinn durch alle Chakren hinauf und über diese, bis in das Hohe Selbst.

In die Chakren kann von außen Energie zufließen und es kann Energie abgegeben werden.

Manchen Lehren veranschaulichen die Chakren wie Trichter, die nach vorne und zur Rückseite geöffnet sind. Andere sehen die Chakren wie Blumenblüten und deuten an dem Zustand der Blüte, das seelische Befinden. Weiter sehen die Chakren einfach wie eine runde Farbscheibe oder Farbkugel.

Neben den sieben Hauptchakren gibt es noch Nebenchakren. Davon sind die für die tibetische Massage wichtigen Chakren, jeweils zwei oberhalb der Schultern und seitlich an den Hüften. Die Schulterchakren dienen beim Ausstreichen als Öffnungspunkt, wo die verbrauchte Energie herausgezogen werden kann. Auf der Vorderseite des Körpers befinden sich die Öffnungen genau gegenüber unterhalb des Schlüsselbeins.

Die Chakren an den Hüften beziehen sich auf das erste Chakra, das so bequem erreicht und aktiviert werden kann.

Weitere wichtige größere Chakren befinden sich in den Händen und Füßen. Die Öffnungen in den Händen ist für die tibetische Massage insofern wichtig, da über die Hände des Therapeuten zusätzlich Energie bei der Massage übertragen werden kann, was für den Patienten dann noch angenehmer und wirkungsvoller ist. Fusschakren sind wichtig für die Erdung beim Begrüßungsritual. Die gesamte Energie des Menschen wird hier mit der Erde in Verbindung gebracht. Dadurch entspricht es dem Kreislauf der Energie, welche vom Kosmos über das Scheitelchakra am Kopf einfließt. Sie durchströmt das System und verlässt über die Füße den Menschen und fließt in die Erde hinein, von da zurück in den Kosmos.

Neben diesen gibt es noch sehr viele kleinere Chakren über den ganzen Menschen verteilt. Man könnte die Akupunktur Punkte als Chakren zählen oder eben deren größere Hauptpunkte.

Ein Chakra kann geöffnet oder verschlossen sein. Bei Methoden wie Reiki wird das Scheitelchakra geöffnet, um die kosmische, göttliche Energie als Kanal leichter übertragen zu können.

Die Funktion eines Chakras wird hauptsächlich

durch die eigenen Gefühle gesteuert. Bei Freude und Glück beginnen die Chakren schneller zu drehen und sind voller Energie, die auch sicht- und spürbar heraus strahlen kann. Im Gegenteil dazu wird sich das System bei Trauer, Ärger und Schmerz zusammen ziehen und sich verschließen. Dieses Verschließen wird oft auch sichtbar gemacht, indem der Betroffenen automatisch die Hände auf das Chakra legt

Die Gesamtenergie der Chakren spiegelt sich in der Aura wieder. Diese Energie wird gegenseitig von den Menschen als angenehme, anziehende oder als unangenehme, abstoßende Ausstrahlung wahrgenommen.

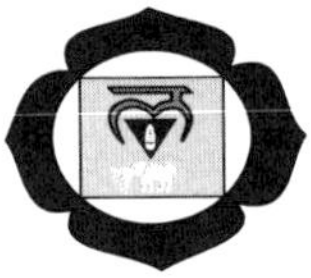

Das 1.Chakra

Das Wurzel-Chakra (Muladhara)

Das 1. Chakra, das Wurzelchakra, hat die Farbe **rot** und befindet sich am Damm, zwischen Anus und Gc-schlechtsteil, etwas nach vorne ausgerichtet.

Dieses Chakra ist die Wurzel und Grundlage der sieben Chakren, indem es uns mit der Erde verbindet. *Mula* bedeutet Wurzel und *adhara* Grundlage. Es wird auch als Sexualchakra benannt, da es mit den Sexualorganen die Bedürfnisse zur Fortpflanzung und Selbsterhaltungstrieb in sich trägt. Um die Selbsterhaltung zu gewährleisten, braucht es Aggression und Antriebsenergie.

Durch die Sexualität ist es auch der Ort, wo die Herkunft und Verbundenheit zu den Eltern steht und die Lösungen und Konflikte, die mit den selben erlebt werden.

Negative Eigenschaften des Wurzelchakras ist: Die Besitzgier, das Haben wollen, Geiz und das Anwenden der Aggression im zerstörerischen Sinn gegenüber einem Anderen, um Macht zu gewinnen.

Positive Eigenschaften des Chakras sind: Das Aufbauen des Selbstwertgefühls und benutzt die Aggression zum Aufbau einer Stabilität und Durchsetzungskraft in der materiellen Welt.

Das Ziel der Entwicklung ist die Frage nach dem persönlichen und göttlichen Ursprung, um in der ganzen Kraft alle Möglichkeiten zur Lebenserhaltung zu manifestieren. Wichtig ist das Urvertrauen zu finden und die Beziehung zu Mutter Erde aufzubauen.

Physisch werden die Wirbelsäule, Knochen, Prostata, Dickdarm, Enddarm, die Beine und die Geschlechtsorgane zugerechnet.

Die zugehörigen **Drüsen** sind die Hoden, Eierstöcke und die Nebennieren.

Das 1. Chakra wird astrologisch dem **Planeten** Mars zugerechnet. Die Farbe rot trägt Aggressivität, Lebenspower, den Neubeginn in sich.

Archetyp ist der innere Krieger.

Das zugeordnete **Element** ist die Erde.

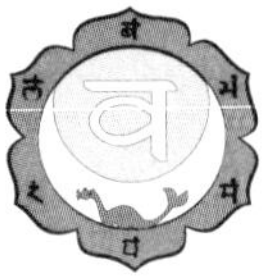

Das 2. Chakra

Das Sakral-Chakra (Syadhisthana)

Das 2. Chakra hat die Farbe **orange**, wird auch Milz- oder Kreuzchakra genannt, und hat seinen Sitz im Unterbauch, unterhalb des Bauchnabels.

Im zweiten Chakra sind **die Eigenschaften** wie Geben und Nehmen, der Fortpflanzungstrieb, die Beziehung zu sich selbst und Partnerschaft zu anderen, Ursprung der Gefühle und der Wille.

Bei großer Freude spüren warme menschliche Gefühle und Erotik und das macht sich als ‚Schmetterlinge' im Bauch bemerkbar.

Die Persönlichkeit, mit ihrem eigenen Willen zum Sein entwickelt sich hier aus dem kleinen Kind zum Erwachsenen.

Negative Eigenschaften sind, festhalten an Leidensstrukturen, verläßt sich dabei nur auf die eigenen Gefühle. Dabei stellt es subjektive Bedingungen an den Partner, die zum Vorteil des Egos dienen.

Positive Eigenschaften ist die schöpferische Energie durch die Transformation der Sexualkraft. Sie bringt die Verjüngung und reinigt den Menschen, steigert die Kreativität.

Ziel des zweiten Chakra ist, das Erlangen des Urvertrauens. Menschliche Beziehungen finden durch die Gefühle einen kreativen Raum, die Anerkennung und Transformation, Vergebung und Räume beinhalten.

Physisch wird der Beckenraum, die Fortpflanzungsorgane, Nieren, Blase und Verdauungssäfte zugerechnet.

Die zugehörigen **Drüsen** sind die Keimdrüsen, Eierstöcke und Nebennierenmark.

Zum 2. Chakra gehören die **Planeten** Mond mit Gefühlsreichtum und Fruchtbarkeit, Venus mit ihrer Sinnlichkeit und Beziehung. Pluto bringt das Begehren, Transformation und sexuelle Vereinigung.

Archetyp ist die/ der innere Geliebte/r.

Das zugeordnete **Element** ist das Wasser.

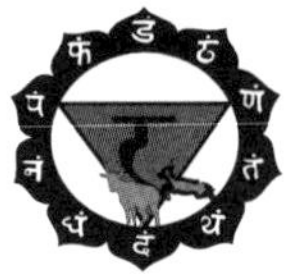

Das 3. Chakra
Das Solarplexus Chakra (Manipura)

Der Solarplexus trägt die Farbe **gelb**. Das Chakra kennt man auch als Sonnengeflechtchakra und es befindet sich in Höhe Magengrube.

Die Eigenschaft des 3. Chakra ist die Entfaltung der eigenen Persönlichkeit. Hier entsteht der Wille, Veränderungen und Ziele nach eigener Vorstellung durchzusetzen. Emotionen, Leistungswille und Machtstreben suchen die Bestätigung in der gesellschaftlichen Norm. Triebe, Wünsche und Gefühle werden hier verdaut, entschlüsselt und dann in die oberen Chakren transformiert.

Negative Eigenschaften sind ein eigenes Bild von Macht, durch mangelnde Kenntnis der eigenen Persönlichkeit und ein fehlendes Selbstvertrauen. Das Urvertrauen ist gestört und verhindert langfristige tiefe Beziehungen.

Positiv ist das Chakra mit den Eigenschaften ein gesundes Selbstvertrauen und Vertrauen zu seinen Mitmenschen, hat die Möglichkeit, Wille und Gefühl zu vereinen.

Ziel ist die klare Definition der eigenen Werte und die

Verantwortung in der Beziehung. Die Suche nach der eigenen Wahrheit, der eigenen Möglichkeiten zur kreativen Entwicklung des Schaffens und Macht.

Physisch gehört die Bauchhöhle, Magen, das Verdauungssystem und das vegetative Nervensystem zum 3. Chakra.

Die zugehörigen **Drüsen** sind die Bauchspeicheldrüse und die Milz.

Das 3. Chakra gehört zu den **Planeten** Sonne, mit ihrer Wärme und Kraft, und zu Jupiter als Bejahung der Lebenserfahrungen und Expansion der Lebenskräfte, zum Merkur mit der Energie zur Analyse und Anpassung, Bereitschaft zum Handeln.

Das Element ist das Feuer

Der Archetyp ist der innere Magier.

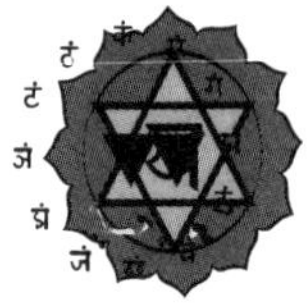

Das 4. Chakra
Das Herz-Chakra (Anahata)

Das Herzchakra besitzt die Farbe **grün**. In indischen Lehren wird es auch in der Farbe rosa angegeben. Sein Platz ist der Herzbereich.

Die Eigenschaften sind die Liebe und das Mitgefühl zu allen Lebewesen. Hier ist das Zentrum göttlicher Weisheit, Selbstlosigkeit und Hingabe. Die Bedürfnisse an Geborgenheit und Zusammengehörigkeit, kommen aus dem Herzen. Das Herzchakra ist die Mitte der energischen und mentalen Körper.

Negative Eigenschaften sind das festhalten an alten Beziehungen, die eigentlich schon lang gelöst sein sollten. Besitzansprüche und Klammern durch Machtspiele und dadurch Abhängigkeit von anderen Personen, fehlende Eigenliebe und Akzeptanz, ignorieren des göttlichen Kerns.

Positive Eigenschaften sind Verantwortungsbewusstsein für sein Tun, läßt sich selbst und anderen Freiheit zum Handeln, kann durch Hingabe bewußtes Dienen und Demut leben, hat durch die Weitergabe der Liebe Reichtum und Erfolg.

Ziel ist die Freiheit der Gefühle und die Entfaltung der Wertvorstellung auf allen Ebenen und das Zusammenwirken von göttlichem Bewußtsein und He

Physisch zugeordnet ist das Herz, der Blutkreislauf, der Brustkorb, oberer Rücken, Lungen, Haut, Hände und Immunsystem.

Zugehörige **Drüse** ist die Thymusdrüse.

Das Herzchakra ist den **Planeten** Sonne mit Ihrer Gefühlswärme und Großzügigkeit zugeordnet. Durch die Venus erhält es Liebe, Harmoniestreben und das Verlangen zur Partnerschaft.

Das Element ist die Luft.

Der Archetyp ist die/der innere Priester/in.

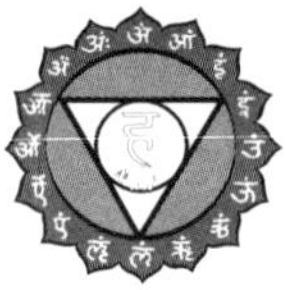

Das 5. Chakra
Das Hals-Chakra (Vishuddha)

Das Halschakra hat die Farbe **hellblau**. Es wird auch Kehlkopfchakra genannt, weil es seinen Sitz im Hals in Höhe Schilddrüse hat.

Die Eigenschaften dieses Chakras dienen der Kommunikation und höheren Wahrnehmung. Die Ausdrucksform wird hier auch nonverbal wahr-genommen, dadurch entsteht eine Kommunikation auf den feinstofflichen Ebenen. Mit dem Ausdruck durch Worte, gestaltet sich das Geistige und Gestaltungsbewußtsein zur Konstruktion des eigenen Lebens.

Negative Eigenschaften sind im Denken zu rotieren, großer Ehrgeiz und Gewinnsucht und andererseits unverbindlich durch Neutralität. Mangelndes Körperbewußtsein nimmt nur symbolisch Bezug zu sich selbst und dem eigenen Ursprung.

Positive Eigenschaften unterstützen Lebensformen, die der Erforschung geistiger Gesetzmäßigkeiten dienen. In Offenheit und Kommunikation werden in Wissenschaften, Weltanschauungen und Lebenserfahrungen neue Formen gesucht und geprüft.

Ziel ist der kreative Ausdruck eigener Erfahrung und

Werte in zusammen führender Gestaltung aus Wissenschaft und Spiritualität.

Physisch gehören Kehle, Speiseröhre, Bronchien, Atemwege, Nacken und Schilddrüsen dazu.

Zugehörige **Drüse** ist die Schilddrüse

Die Planeten Merkur für Austausch von Wissen und Erfahrung, Mars ergibt einen aktiven Ausdruck, Uranus bringt das Empfinden für Raum und Zeit, Uranus trägt die Vermittlung von Weisheit, Erkenntnis und Unabhängigkeit durch göttliche Inspiration.

Das Element ist der Äther.

Der Archetyp ist der/ die innere Künstler/in

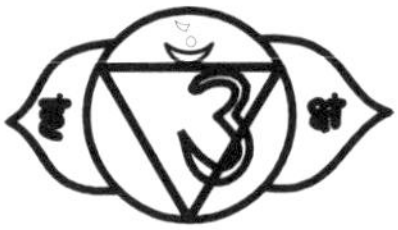

Das 6. Chakra

Das Stirnchakra (Ajna)

Das Stirnchakra trägt die Farbe **dunkelblau** oder **indigo**. Es befindet sich an der Stirn zwischen den Augenbrauen.

Es wird auch als drittes Auge bezeichnet Visionen und Wunschvorstellung, genauso wie Träume, werden mit diesem Auge gesehen. Das Stirnchakra ist die spirituelle Wahrnehmung von Chakra- oder Aurasehen und Hellsichtigkeit in Zukunftsbereiche. Es ist aber auch die innere Wahrnehmung der eigenen Gefühle und Selbstbeobachtung.

Die Eigenschaften des Stirnchakra sind die Intuition, Hellsichtigkeit, Medialität und psychische Kräfte. Die Verbundenheit mit höheren, Transzendenten Bereichen, erlaubt die Auflösung aus materiellen Bindungen.

Negative Eigenschaften ist das sich verschließen gegenüber der Realität, glaubt, daß sich Probleme von selbst auflösen und schaffen kein festes Lebenskonzept.

Positive Eigenschaften schafft für die Zukunft immer neue Beziehungsformen für ein Zusammenleben von Menschen, Glaube und Lebensanschauung.

Ziel ist die ständige Suche nach dem letzten Mysterium und Entstehung des Lebens. Visionen und Empfang aus höheren spirituellen Ebenen.

Physisch gehören das Kleinhirn, die Augen, die Ohren, Nase, Nebenhöhlen und die Zähne dazu.

Zugehörige **Drüse** ist die Hirnanhangdrüse (Hypophyse).

Die **Planeten** Merkur für rationales, intellektuelles Denken, Jupiter für ganzheitliches Denken, Uranus bringt göttlich, inspiriertes Denken und Erkenntnisse, Neptun für Vorstellungskraft und Hingabe zur inneren Wahrheit.

Der Archetyp ist die/der innere/r König/in.

Das 7. Chakra
Das Scheitel-Chakra (Sahasrara)

Das Scheitelchakra ist **violett** und befindet sich am Schädeldach in der Mitte. Beim Säugling ist die Öffnung des Scheitelchakra in der Fontanelle noch deutlich zu erkennen. Über diese Öffnung sind Kinder bis zum 12 Lebensjahr der göttlichen Weisheit noch völlig angeschlossen. Durch Dogmen und Erziehung verschließt sich dieses geistige Potential allmählich.

Die Eigenschaften des Scheitelchakras sind: Die Einheit mit der Schöpfung, die Einheit zum ursprünglichen, göttlichen Sein. Hier entwickelt sich die Weisheit durch höhere Intelligenz. Verschmelzung mit den archetypischen Strukturen und Zusammenschluß von Körper, Psyche und Geist.

Negative Eigenschaften sind Selbstverherrlichung oder Selbstopferung. Durch die fehlende Eigenverantwortung gegenüber dem eigenen Lebenskonzept, geschieht eine Hingabe zu Sekten oder Gurus, religiöser Fanatismus.

Positive Eigenschaften sind ausschließliche Hingabe an den eigenen spirituellen Weg und Selbsterkenntnis.

Die Bewertung hört in allen Bereichen auf. Der Weg ist das Ziel, das Ziel ist der Weg.

Ziel ist die Verwirklichung der eigenen geistigen Schöpferkraft, Verbundenheit mit dem Göttlichen und der Natur. Reines Sein – das Ich bin.

Physisch ist das Scheitelchakra mit dem Großhirn und den Nerven verbunden.

Die zugehörige **Drüse** ist die Zirbeldrüse (Epiphyse)

Die Planeten Saturn und Neptun fördern die Innenschau, Konzentration, Auflösung von Grenzen, Hingabe und Verschmelzung.

Der Archetyp ist die Schöpferkraft.

Das Lernen der tibetischen Massage.

Bevor Sie beginnen eine Massage bei jemand anzuwenden, sollten Sie das Buch gründlich gelesen haben.

Es ist am Anfang aber nicht ganz notwendig, die Chakren mit ihren Funktionen auswendig zu kennen. Es wäre lediglich gut, den Sitz, Name und Farbe zu wissen.

Prägen Sie sich den Ablauf der Massagen gut ein und legen Sie das Buch in Sichtweite, so daß Sie reinsehen können, falls Sie nicht weiter kommen. Nehmen Sie dazu die Ablaufseiten in Wort, oder nehmen Sie die Bildschemaseiten aus dem Buch heraus.

Üben Sie zuerst an jemand den Sie gut kennen und erklären Sie auch, daß die Massage zur Übung ist.

Gehen Sie Schritt für Schritt vor, das heißt, üben Sie jede Streichung im Einzelnen, bis Sie es beherrschen. Fragen Sie dabei immer Ihre Übungsperson, wie es sich anfühlt.

Achten Sie auf einen gleichmäßigen Druck, der nur gering zu spüren sein darf, streichen Sie immer gleichmäßig und langsam im Tempo.

Üben Sie die beiden Massagen so lange, bis Sie die Streichungen und den Ablauf auswendig können, dann erst können Sie eine Therapie geben.

Mit den Reaktionen richtig umgehen zu können, erfordert Erfahrung, welche sich nach und nach durch die Behandlungen aufbauen. Vertrauen Sie dabei auch Ihrer eigenen Intuition und sammeln Sie die Aussagen über die Empfindungen, die Ihnen erzählt werden. Mit der Zeit werden Sie die Zusammenhänge von Energie, Chakren, Reaktionen und Problemen immer klarer durchschauen.

Um die Zusammenhänge noch weiter zu verstehen, empfehle ich folgende Bücher zu lesen:
Heile Deinen Körper, von Louise L. Hay,
Krankheit als Weg, von T. Detlefsen/ R. Dahlke
Die Botschaft Deines Körpers, von K. Tepperwein,
Dalai Lama- Mit dem Herzen denken, von O.W. Barth,
Das Chakra- Handbuch, von B. Baginski

Vorbereitung für eine Massage-Behandlung

Es sollte ein Raum sein, der Ruhe und Behaglichkeit ausströmt.

Sorgen Sie für eine ausreichend warme Raumtemperatur, die für den Patienten angenehm ist.

Wenn die Massagebank höhenverstellbar ist, dann stellen Sie sich die Höhe so ein, daß Sie die Arme locker halten können und aufrecht bei der Arbeit stehen.

Die Massageliege sollte mit einem Tuch oder einem großen Handtuch belegt sein, evtl. ein kleines Kopfkissen bereit legen, falls der Patient eines möchte. Eine Wolldecke ist notwendig, um den Patienten nach der Massage zu zudecken. Um zu vermeiden, dass die Wolldecke Öl aufnimmt, bedecken sie den Rücken des Patienten mit einem kleinen Handtuch, so kann dieses das übrige Öl von der Haut aufnehmen. Nach der Behandlung ist das Kuschelbedürfnis recht groß und wird durch das Zudecken gestillt.

Sorgen Sie für eine schöne Atmosphäre, z.B. mit einer Kerze, sanfter Musik und einem angenehmen Duft (Räucherstäbchen, Aroma Öle).

Jegliche Störung vermeiden, wie z.B. dritte Personen oder Unterhaltungen während der Massage. Stellen Sie das Telefon und die Hausglocke ab und sorgen Sie so für Ruhe.

Sie beginnen mit der Behandlung und vollziehen als erstes das Begrüßungsritual. Danach fördern Sie den Patienten auf den Oberkörper zu entkleiden, soweit, dass auch die Hälfte des Gesäßes frei ist. Enge, drückende Kleidung ablegen und evtl. Hosen und Gürtel öffnen lassen. Der Patient legt sich auf den Bauch.

Machen Sie mit einer Hand eine Mulde und füllen Sie ca. 5-10ml gewärmtes Öl in die Hand und verteilen Sie es auf dem Rücken. Lassen Sie das Öl nicht auf den Rücken tropfen, sondern entleeren Sie das Öl langsam auf der Wirbelsäule und verteilen Sie es gleichmäßig auf der Haut. Es darf nicht zu viel Öl sein, sonst verlieren Sie den Hautkontakt. Zu wenig Öl hemmt ein gleichmäßiges und leichtes Gleiten.

Fragen Sie nun den Patienten, ob er Links- oder Rechtshänder ist.

Dies ist wichtig, da entsprechen von der rechten oder linken Seite aus gearbeitet wird. Wenn Sie das nicht beachten, kann es sein, dass Sie gegen die natürliche Energierichtung des Patienten massieren und dadurch kann eine entgegengesetzte Reaktion erfolgen.

WICHTIG! Beim Rechtshänder steht der Therapeut auf der linken Seite der Massagebank, die liegende 8 wird mit der rechten Hand gezeichnet, von der Schultermitte des Patienten in Streichrichtung zur linken Schulter beginnend.

Beim Linkshänder steht der Therapeut auf der linken Seite der Bank und arbeitet mit der linken Hand die liegende 8 von Schultermitte zur rechten Schulter beginnend. Die rechte Hand ruht auf der rechten Schulter des Patienten. Das bedeutet, alle Streichungen verlaufen beim Linkshänder seitenverkehrt für den Therapeuten.

Die Massagezeichnungen und Anleitungen sind für den Gebrauch für den Rechtshänder ausgelegt.

Reaktionen durch die Massage

Mögliche Reaktionen während der Massage und Empfindungen, die der Patient spürt sind meistens eine auffällige Wärme. Nichts selten wird auch ein feines Kribbeln, wie ganz schwacher Strom empfunden. Dieser schwache Strom ist nur an Zonen fühlbar, wo die Energie des Patienten vorher nicht im Fluss war. Durch die Massage wir die Polarität des eigenen Stromfeldes durch plus und minus ausgeglichen. Manchmal kann es dadurch auch zu kleinen Zuckungen kommen, dabei öffnet sich eine „Stromleitung" schlagartig. Dieser Prozeß ist völlig schmerzlos, aber tief lösend.

Hautreaktion wie Rötung, Gänsehaut oder Schwitzen machen genauso sichtbar, daß die Massage eine tiefe Wirkung auslöst.

Rötungen weisen auf starke Belastung organischer Art und ursächlich seelische Art hin. Bei Patienten, die sich sehr viel Arbeit und Verantwortung aufgeladen haben, bekommen lang anhaltend einen hochroten Abdruck unter der linken Hand, die auf der Schulter ruht. Die Haut durchblutet einfach sehr stark, durch die E-nergie, die über die Hand einfließt. Es ist im Lendenbereich oftmals auch der Fall, dass sich eine Rötung auf der Wirbelsäule abzeichnet, obwohl keine Hand dort ruht. Auch hier liegt eine massive Blockade vor, die meist durch frühe Vergewaltigungsprobleme, seelischer und körperliche Art entstanden sind. Diese Rötungen treten im Laufe der Behandlungen weniger auf, da die Massage die Blockaden auflöst und durch ein mögliches Gespräch die Ursache bearbeitet werden kann.

Eine Gänsehaut ist die Reaktion von Mangel an Energie. Die Haut zieht sich unter dem Reiz zusammen, um die Energie in diesem Bereich zu konzentrieren und aufzufüllen.

Schwitzende Haut zeigt einen Energiestau an.

Manchmal hat der Patient auch ein leicht schmerzhaftes Ziehen. In diesem Ziehen sind Informationen aus Erlebtem, Traumen, die sich zellular manifestiert haben. Meist löst es sich selbständig auf oder der Patient erinnert sich durch Bilder an die Situation, dann sollte ein Bearbeitungsgespräch folgen.

Zeichen von Blockaden sind auch leicht an Hautveränderungen zu erkennen. So zerteilen Hautfalten energetisch z. B. in Magenhöhe den oberen Körperteil vom unteren. Diese Menschen fühlen sich irgendwie nur halb und haben keinen rechten Bezug zu den unteren Körperbereichen.

Es gibt Hautdellen, die auf organische Belastung hinweisen. Pickel zeigen klar Stoffwechselprobleme an. Probleme wie Antriebsschwäche und die Sucht nach Abhängigkeit sind hier ein Gesprächsthema.

Fühlt der Therapeut eine regional kalte Hautstelle, so ist in diesem Bereich eine Blockade, die durch ein verletztes Herzgefühl entstanden ist. Es handelt sich um Probleme, die vom Betroffenen totgeschwiegen werden, weil sie zur Bearbeitung zu schmerzhaft als Erinnerung scheinen. Bei einem Gespräch in diesem Thema, ist sehr viel Mitgefühl und Einfühlungsvermögen notwendig.

Während der Massage können beim Patienten viel an Gedanken, Bildern und Erinnerungen wach werden, manchmal passiert es auch, dass Kummer und Leid im Weinen Ausdruck findet. In diesem Fall ist mit der Massage unbedingt fortzufahren.

Keine Versuche machen, den Patienten zu trösten oder zu beruhigen!

Sollte das Weinen sehr heftig werden, kann in die Ausgangsstellung gegangen werden, bis sich der Patient selbst wieder beruhigt hat und massiert dann weiter.

Lassen Sie dem Patienten jede Möglichkeit, sich in seinen Gefühlen zu erleben und auszuleben!

Mancher Mensch sehnt sich danach, endlich mal

wieder weinen zu können, Tränen, die seit Jahren darauf warten gelöst zu werden.

Nach der Behandlung kann es sein, dass es den Patienten fröstelt. Hier wird einfach deutlich, daß sich der Patient in der hohen Energie und Wärme der Massage wohl gefühlt hat. Deshalb ist einfach notwendig, den Patienten nach der Massage mit einer Wolldecke zu zudecken. Außerdem ist das Kreislaufsystem durch die Ruhe und Entspannung etwas herab gesenkt. Durch Bewegung steigt der Kreislauf wieder an, der Patient sollte aber darauf hingewiesen werden, sich langsam von der Liege zu erheben. Durch zu plötzliches Aufstehen könnte eine Kreislaufschwankung zu Schwindel führen. Auch nach dem Aufstehen sollte man darauf achten, daß der Patient nicht friert und sich möglicherweise erkältet.

Ablauf der 1. Massage

1. Begrüßungsritual
2. Ausgleich mit Kontaktaufnahme
3. Die liegende 8, 5-7x
4. Ausgleich
5. Antippen an den Hüften
6. Ausgleich
7. Die liegende 8, 3x
8. Ausgleich
9. Zirkeln auf der Schulter, jede Richtung 2x und Zupfen am Nacken
10. Ausgleich
11. Verschieben
12. Ausgleich
13. Die liegende 8, 3x
14. Ausgleich
15. Ausstreichen der Seiten, je Seite 2-3x
16. Ausgleich, selbst auch tief atmen, ca. 10x
17. Herzposition

Die Hand vom Patienten wegnehmen und sanft zudecken. Lassen Sie den Patienten ruhen, bis er selbst die Augen nach ca. 10- 15 Minuten öffnet.

Bleiben Sie anwesend.

Ablauf der 2. Massage

1. Begrüßungsritual
2. Ausgleich mit Kontaktaufnahme
3. Die liegende 8, 5-7x
4. Ausgleich
5. Verschieben bis Schulterbereich
6. Ausgleich
7. Die liegende 8, 2-3x
8. Ausgleich
9. Zirkeln im Lendenbereich, je Seite 3 Bahnen
10. Ausgleich
11. Die liegende 8 gegen den Uhrzeigersinn, 3x
12. Ausgleich
13. Ausstreichen der Seiten, je Seite 2-3x
14. Ausgleich, selbst auch tief atmen, ca.10 x
15. Herzposition

Die Hand vom Patienten wegnehmen und sanft zudecken. Lassen Sie den Patienten ruhen, bis er selbst die Augen nach 10- 15 Minuten öffnet.

Bleiben Sie anwesend.

Begrüßungs- und Beendigungsritual

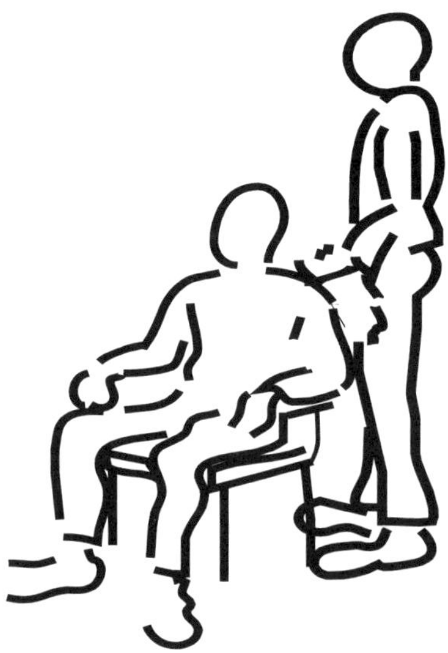

1. Der Therapeut stellt sich hinter den Patienten und legt seine Hände auf dessen Schultern. So nimmt der Therapeut den Patienten in seinen Energiekreis auf.

2. Der Therapeut streicht unterhalb vom Knie beginnend das Schienbein mit den Füßen zum Boden 3x mit Kontakt und 3x nur im Energiebereich, aus.

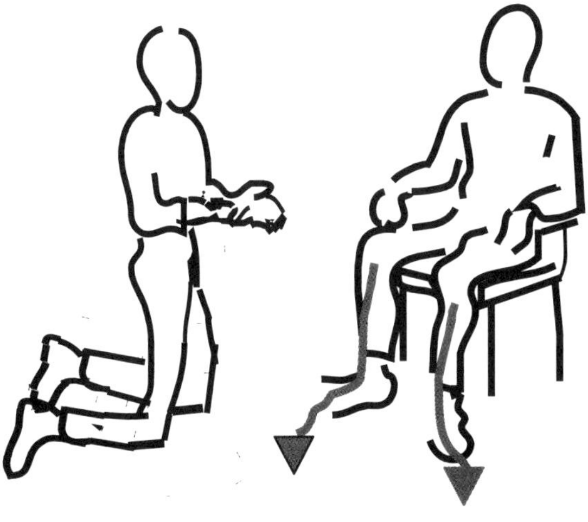

Das Begrüßungs- und Beendigungsritual

Diese Rituale dienen einfach der besonderen Aufmerksamkeit auf die Massage. Es ist ein Begrüßen zweier Menschen unter sich und auch der Energie, die hiermit eingeladen wird.

Das liebevolle Zueinander wird durch das Ritual verstärkt, die Bereitschaft zum Geben und Nehmen gefördert.

Der Patient sitzt bequem auf dem Stuhl, beide Beine nebeneinander die Füße flach auf dem Boden.

Der Therapeut stellt sich hinter ihn, betet oder bittet einfach den Schöpfer (Gott, Kosmos, Licht, Liebe) um Energie und legt seine Hände auf die Schulter des Patienten. Nun verbindet sich der Therapeut mit dem Patienten visuell in einem Lichtfeld, das er um sich selbst und um den Patienten aufbaut

Dann tritt der Therapeut vor den Patienten und kniet sich vor ihn.

Mit beiden Händen gleichzeitig streicht der Therapeut dem Patienten die Unterschenkel aus. Die Hände setzen unterhalb der Knie ein und streichen über die Füße aus.

3x mit Kontakt und 3x nur noch im angedeuteten,

energetischen Bereich.

Bei der letzten Streichung bleiben die Hände auf dem Fußrücken ruhen, dabei blicken sich Therapeut und Patient offen für ca. 10 Sekunden in die Augen.

Am Anfang wir der Patient zum Entkleiden des Oberkörpers angeleitet und danach legt er sich auf die Massagebank.

Am Schluß läßt man den Patient zuerst wieder sich ankleiden, bevor man mit dem Ritual beginnt.

Ausgleichsposition

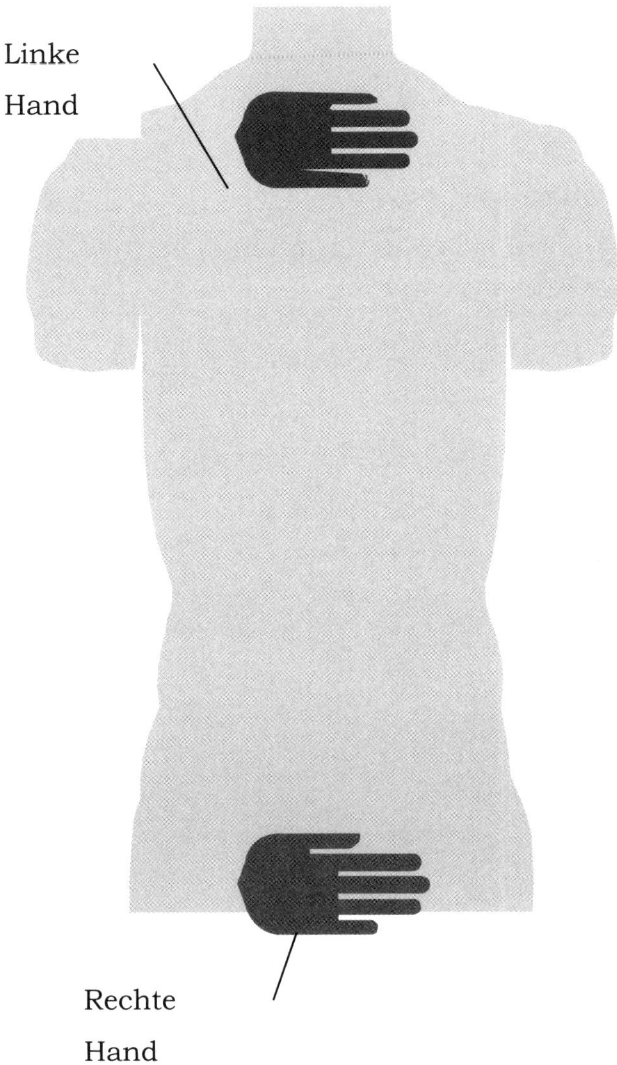

Die Ausgleichsposition

Die linke Hand liegt auf der Höhe des ersten Brustwirbels zwischen den Schultern.

Die rechte Hand liegt auf dem Kreuzbein.

Die Hände liegen nur leicht auf, so daß kein Druck auf den Patienten ausgeübt wird.

In dieser Position wird der Patient aufgefordert, ganz ruhig und gleichmäßig, tief aus und ein zu atmen. Durch das Atmen können Energiestaus angelöst werden und im Ausatmen ausgeleitet werden. Beim Einatmen kann neue Energie auch gezielt auf einen Punkt hineingeatmet werden, um dort die Selbstheilungskraft zu konzentrieren.

Auch der Therapeut sollte durchatmen, damit der Energiefluß verbessert wird.

Zu Beginn sollten etwa 5- 10 Atemzüge gemacht werden, bevor die Streichungen beginnen.

Diese Position dient am Anfang der Behandlung zur Energieaufnahme, Konzentration und Beruhigung.

Die Polarität von Plus und Minus wird so (Schulter zu Kreuzbein) erreicht, oder es ist das Verbinden von oben und unten.

Zwischen den einzelnen Streichung dient der Ausgleich zur Beruhigung und Energievorbereitung zum nächsten Schritt.

Der Ausgleich zur Beruhigung bleibt in der Dauer dem Gefühl des Therapeuten überlassen. Sinnvoll ist die Dauer der Position, wenn wenigsten 2- 4 Atemzüge gemacht werden.

Am Schluß der Behandlung ist wieder eine längere Dauer der Position einzuhalten. Hier sollte der Patient 8 - 10 Atemzüge machen.

Antippen an der Hüfte

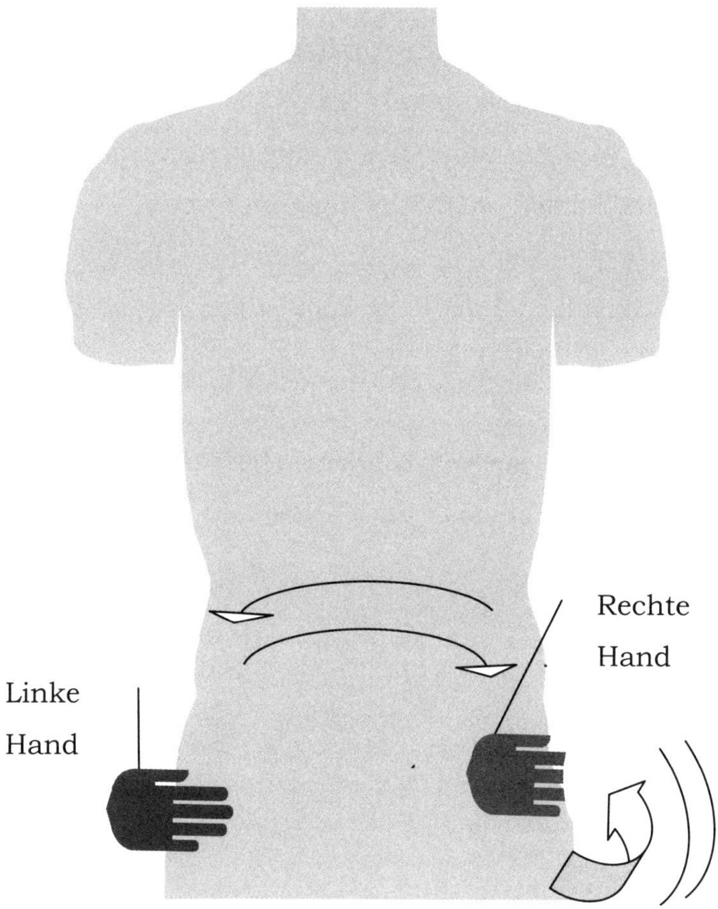

Antippen an der Hüfte

Die linke Hand liegt ganz locker auf der linke Hüftseite des Patienten, mit den Fingerenden der rechten Hand wird dic rechte Hüftseite des Patienten angetippt.

Dieses Antippen soll so kurz und so locker sein, dass der gesamte Mensch durch dieses Tippen nachschwingt.

7 – 12 x sollte auf jeder Seite angetippt werden.

Beim Wechsel liegt die rechte Hand ruhig auf der rechten Hüftseite und die linke Hand tippt auf der linke Seite an.

Diese Antippen dient zur Lockerung im unteren Kreuzbereich, also speziell Lendenwirbel mit Kreuzbein. Es fördert die Bereitschaft zum Loslassen der Anspannungen im Körper.

Wenn der Körper des Patienten nicht nachschwingt ist das Antippen entweder nicht locker genug ausgeführt oder der Patient hat sich maximal angespannt und kann sich noch nicht entspannen.

Danach geht es zurück in die Ausgleichstellung.

Liegende 8

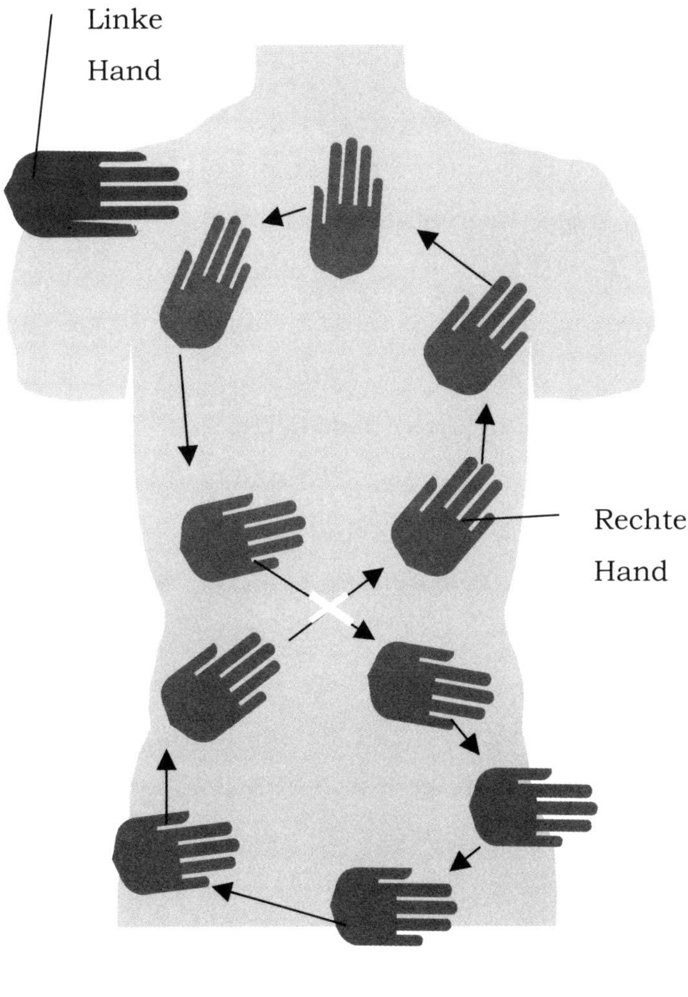

Die liegende 8

Die linke Hand ruht locker auf der Schulter des Patienten.

Die rechte Hand setzt weich in der Mitte der Schultern ein und beginnt sogleich in Richtung linken Seite des Patienten zu fahren.

Die Hand kann gedreht werden, so daß es keine Verrenkung beim Zeichnen der Acht gibt. Der Kreuzpunkt liegt in der Höhe des letzten Brustwirbels und der ersten Lendenwirbel. Die Hand fließt weiter zur rechte Hüftseite des Patienten, weiter über das Kreuzbein und mit Hälfte der Hand über das Gesäß zur linken Seite, kommt wieder zum Kreuzpunkt und weiter auf der rechten Brustseite zur Mitte Schultern.

Die 8 verläuft vollkommen fließend, sanft und rund. Es dürfen auch keine Pausen zwischen den Achten entstehen.

Mindestens immer 3 mal die Acht streichen.

Danach wieder in die Ausgleichsstellung.

Zirkeln auf der Schulter

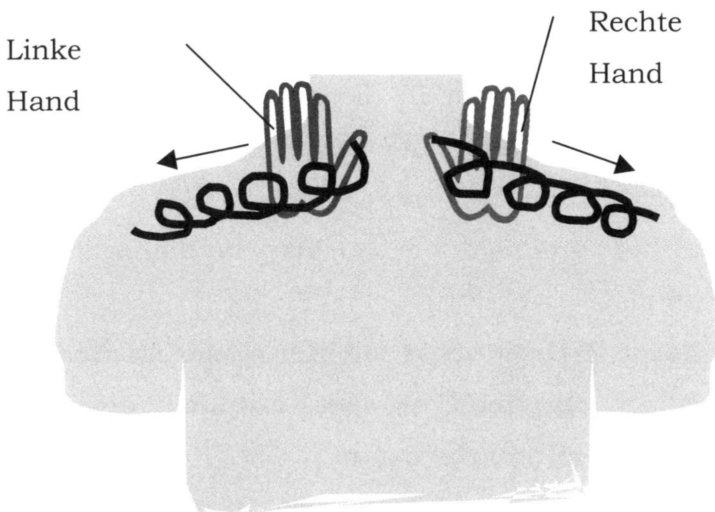

Zirkeln auf der Schulter

Der linke und der rechte Daumen setzen jeweils neben dcm 7. Halswirbel des Patienten ein. Dieser Wirbel nennt man auch "Prominens", weil er aus der Reihe der Wirbel etwas hervorsteht.

Beide Daumen zirkeln in die gleiche Richtung, im gleichem ruhigen Tempo, ohne Druck kreisend, wie eine Spirale jeweils nach außen zum Schultergelenk.

In gleicher Drehrichtung 2x links herum und 2x rechts herum.

Um dieses Kreisen etwas leichter in der Ausübung zu gestalten, empfiehlt es sich, mit dem eigenen ganzen Körper mitzuschwingen.

Das Zirkeln in die rechte Drehrichtung fördert die Energie ins Innere, die linke Drehrichtung holt Energie von Innen heraus.

Zupfen am Nacken

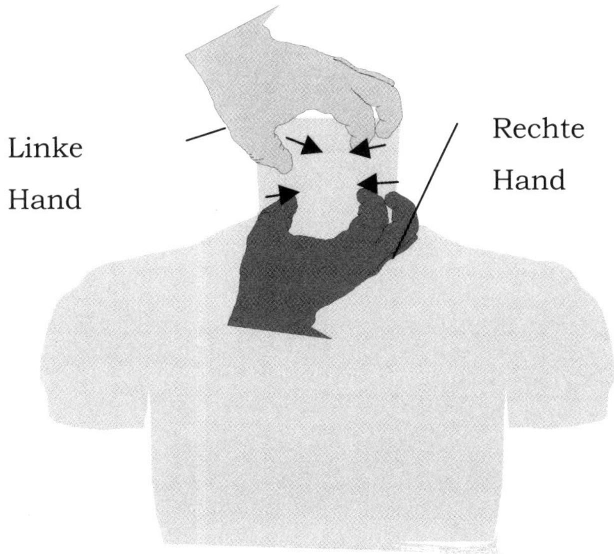

Zupfen am Nacken

Abwechseln wird mit Daumen und Mittelfinger beider Hände der Nacken des Patienten ausgezupft. Das Zupften sollte ganz sanft sein, kein Zwicken oder Kneifen.

Arbeiten Sie sanft und sehr ruhig und langsam, ungefähr 20 mal.

Danach geht es zurück in die Ausgleichstellung.

Mit diesen zwei Übungen kann sich der Schulter und Nackenbereich lösen.

Verschieben

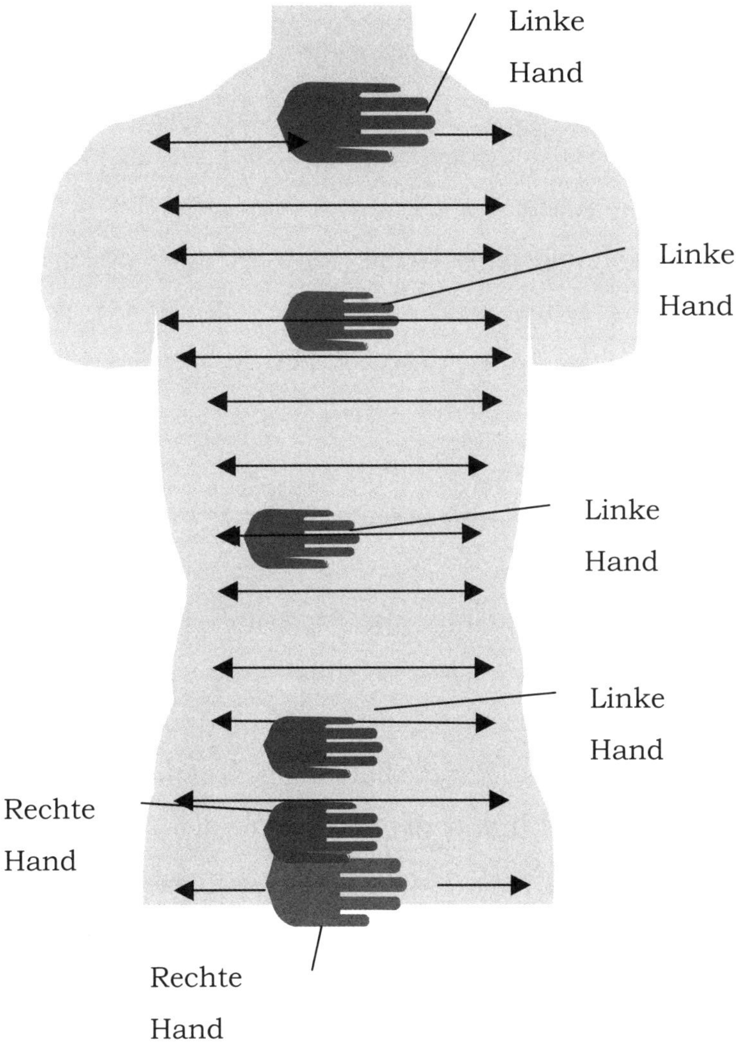

Das Verschieben

Legen Sie beide Hände nebeneinander auf die Lendenwirbel 4-6.

Aus dieser Position beginnt dic rechte Hand zur rechten Körperhälfte des Patienten zu schieben, die linke Hand bewegt sich entgegen gesetzt. Die seitliche Begrenzung ist die Hälfte des Körperdurchmessers.

Die Züge sind ohne Druck und immer in einem sehr langsamen Tempo durchzuführen. Die Hände sollten wirklich nur im Zeitlupentempo bewegt werden.

Die rechte Hand bleibt in ihren Zügen auf dem Kreuzbein.

Die linke Hand schiebt sich immer ein wenig in Richtung Schultern weiter. Der Zug selber sollte immer gerade verlaufen und nur auf der Seite etwa eine halbe Handbreite weiter versetzen, aber ohne zu stocken. Jeder Zug muss ohne anzuhalten, flüssig und leicht sein.

Wenn die linke Hand oben bei den Schultern angekommen ist, wird von der Mitte aus der Hand wieder neben der rechten Hand eingesetzt und weitergearbeitet. Dabei darf wiederum kein Stocken entstehen, die rechte Hand bewegt sich weiter und die linke Hand setzt ohne

Unterbrechung wieder ein.

Es ist darauf zu achten, daß der Wechsel oben aus der Mitte der Schultern wieder in der Mitte des Kreuzbein- Lendenwirbelbereichs eingesetzt wird.

3 mal wird dieses Verschieben hintereinander durchgeführt.

Beim dritten Mal bleiben die Hände dann einfach auf Schulter und Kreuzbein liegen, für einen Ausgleich.

Durch das Verschieben der Hände in gegensätzlicher Richtung wird ein Ausgleich der Energien zwischen Yin und Yang (von der linken zur rechten Körperhälfte) möglich.

Ausstreichen der Seiten

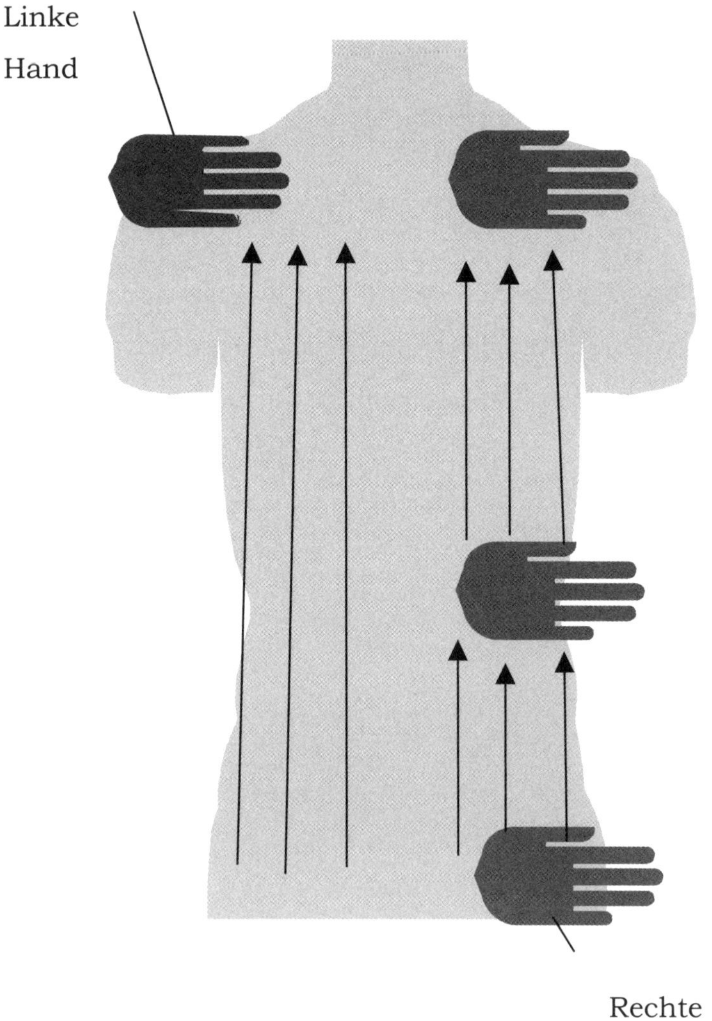

Das Ausstreichen der Seiten

Die linke Hand ruht ganz leicht auf der linken Schulter des Patienten.

Die rechte Hand setzt weich auf die Außenkannte der Hüfte auf und schiebt langsam auf dieser Bahn zur Schulter.

Der Therapeut tut dies in der Vorstellung, daß er mit der Hand so die Verunreinigungen und Blockaden herausschieben kann.

Am Endpunkt der Schultern befindet sich ein Nebenchakra. Dieses Charka kann nun als Öffnung genutzt werden, um etwas herauszuholen. Der Therapeut schließt seine Hand, umfasst den Unrat und wirft es in einen imaginären Mülleimer neben sich.

Bitte keine Schüttelversuche machen, um den Dreck von den Fingern zu bekommen. Es reicht die Hand zu öffnen und einfach los zu lassen. Schütteln würde sich als unangenehmes, störendes Gefühl auf den Patienten übertragen.

Nach der ersten Bahn setzt die rechte Hand weich etwas näher der Wirbelsäule wieder ein und setzt das Ausstreichen fort.

Auch der dritte Zug setzt noch ein Stück näher neben der Wirbelsäule ein und wiederholt den Vorgang. Nicht auf der Wirbelsäule streichen, sie bleibt frei.

Dann setzt die linke Hand sanft auf die rechte Schulter des Patienten auf. Man verfährt mit dem Asustreichen auf der linken Seite gleich.

Immer von der Außenkante nach innen arbeite!

Danach setzen die Hände wieder zur Ausgleichspositon ein.

Herzposition

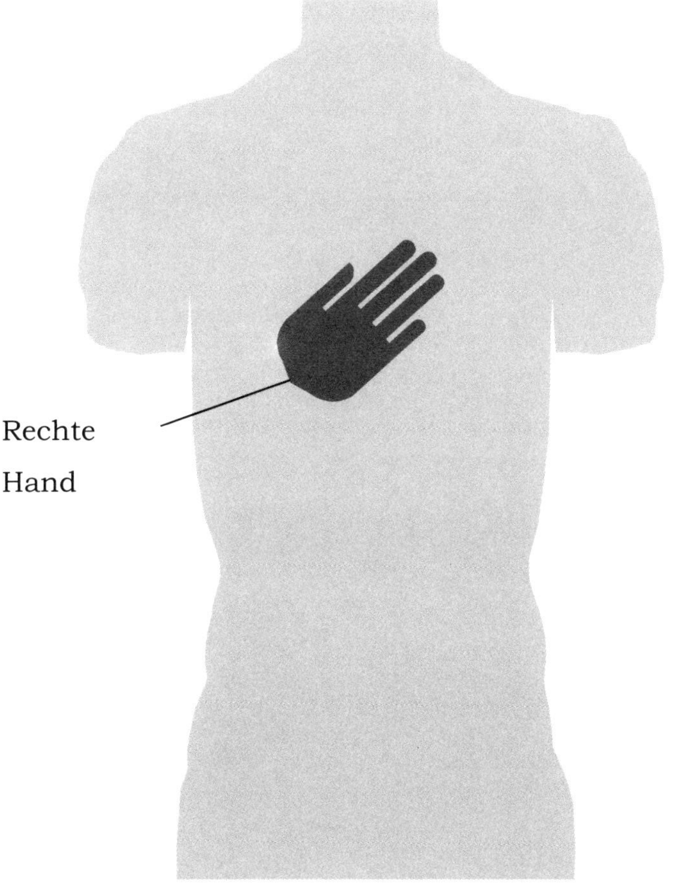

Die Herzposition

Die rechte Hand liegt auf der Mitte des Brustkorbbereichs des Patienten, auf dem Herzen.

Die linke Hand hält der Therapeut wie eine Schale vor sein eigenes Herz.

So fließt Herzenergie von der linken zur rechten Hand in das Herz des Patienten.

Die Hand sollte ca. 5 Atemzüge auf dem Herzen ruhen.

Danach wieder in die Ausgleichsstellung.

Liegende **8** gegen den Uhrzeigersinn

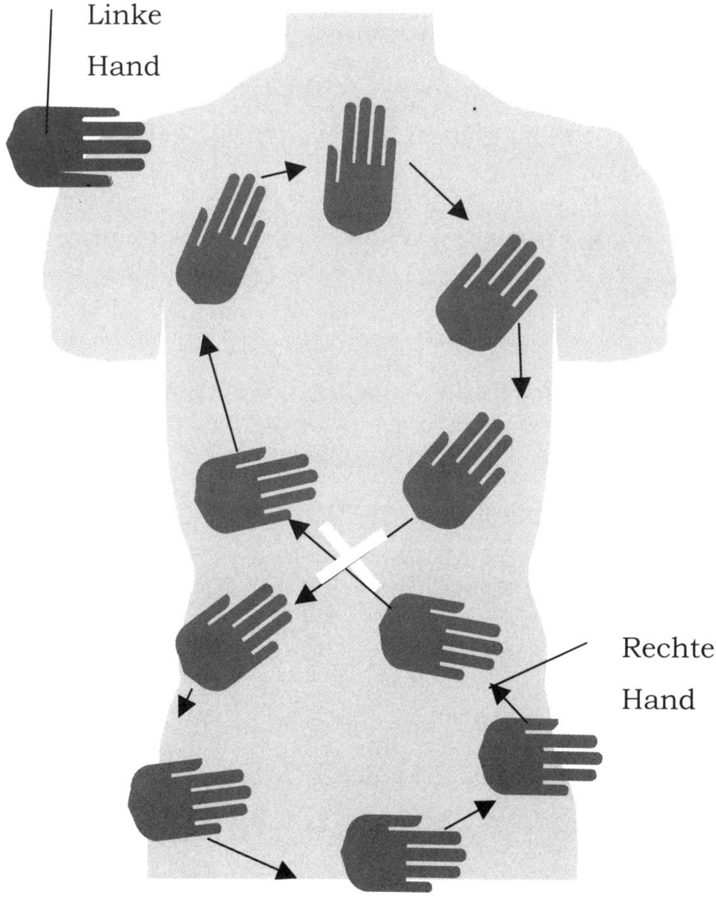

Die liegende 8 gegen den Uhrzeigersinn

Diese liegende Acht verläuft gleich wie die liegende Achtder ersten Massage, nur in die andere Richtung und beginnend vom Kreuzbein.

Die rechte Hand beginnt also vom Kreuzbein in Richtung Hüfte zu gleiten und weiter wie gehabt.

Durch die entgegengesetzte Richtung wird anregende Lebensenergie freigesetzt.

Danach wieder in die Ausgleichsstellung.

Zirkeln mit zwei Fingerspitzen auf der linken und rech-

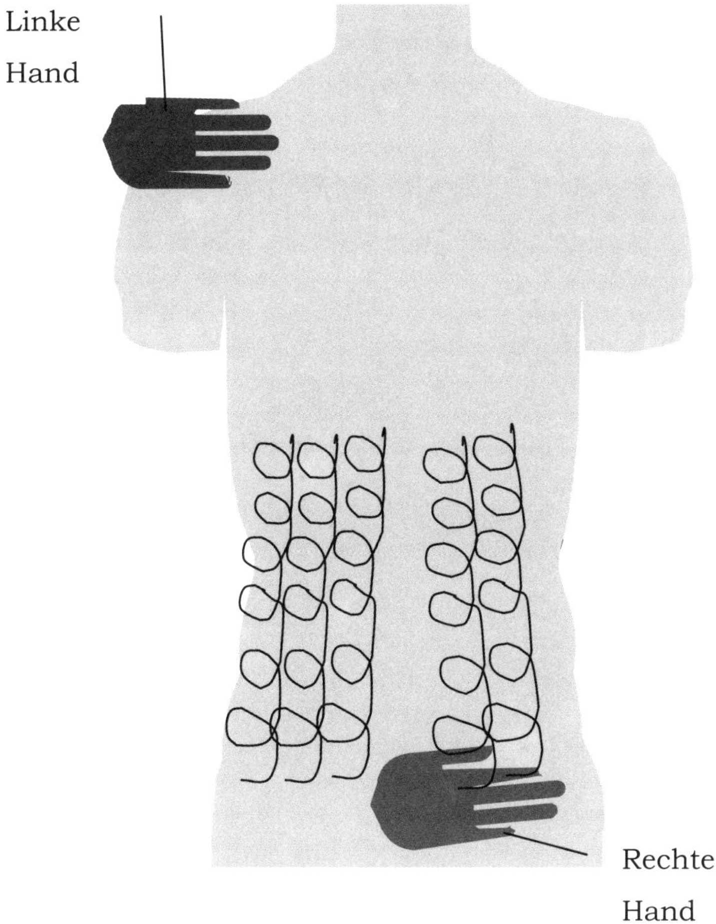

Das Zirkeln mit zwei Fingerspitzen auf der linken und rechten Seite

Die linke Hand ruht auf der Schulter des Patienten.

Der Mittel- und Ringfinger der rechten Hand setzt auf dcr äußeren Seite des Patienten Höhe Hüfte ein und beginnt gegen den Uhrzeigersinn zu kreisen. Das Kreisen zieht sich wie eine Spirale bis unterhalb der Schulterblätter fort.

Die zweite Spirale kreist in der Mitte vor drei Bahnen, die dritte Spirale verläuft neben der Wirbelsäule.

Nicht auf der Wirbelsäule arbeiten!

Dann verfährt man auf gleiche Weise auf der linken Körperseite.

Wichtig ist zu beachten, immer von der Außenseite zur Wirbelsäule, und gegen den Uhrzeigersinn zu arbeiten.

Durch das Zirkeln im Lendenbereich ist es möglich, Stauungen, die durch Partnerprobleme entstanden sind, zu lösen.
Danach wieder in die Ausgleichsstellung.

Verschieben bis Höhe Schultern

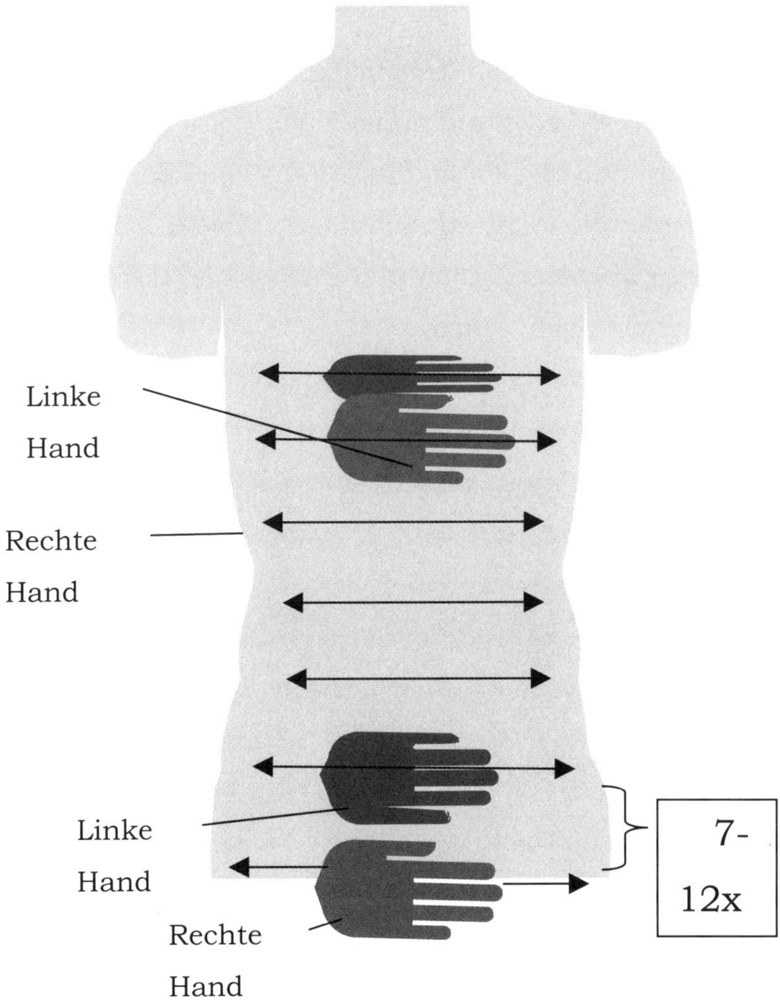

Das Verschieben bis Höhe Schultern.

Die rechte Hand und linke Hand liegen nebeneinander auf Höhe Kreuzbein.

Die Hände beginnen gegeneinander zu schieben und bleiben für 7-12 Züge auf dieser Höhe.

Beide Hände bleiben im Fluß und ziehen dann immer etwas weiter in Richtung Schultern. Wieder sollten die Züge waagerecht verlaufen und nur an den Seiten nach oben fließend nachrücken.

Vor den Schulterblättern stellt sich die linke Hand auf, so daß nur noch mit der Handkante gestrichen wird und die rechte Hand gleitet unter sie. Hand um Hand setzt dann wieder auf dem Kreuzbein und wiederholt den Vorgang insgesamt 3 mal.

Danach wieder in die Ausgleichsstellung.

Bildschema für 1.Tibetische Massage

Ausgleichspostition

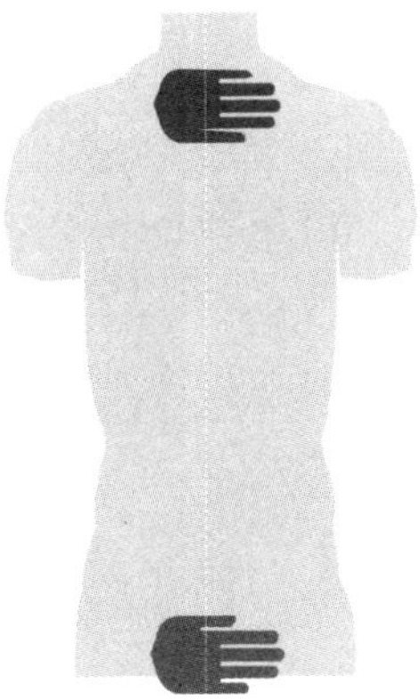

Liegende 8

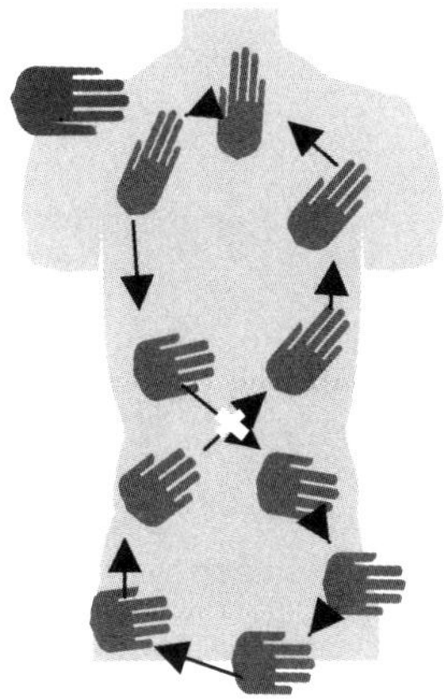

Ausgleichspostition

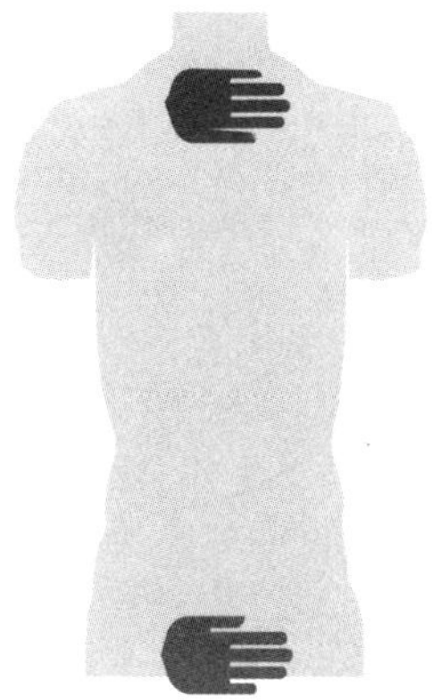

Antippen an der Hüfte

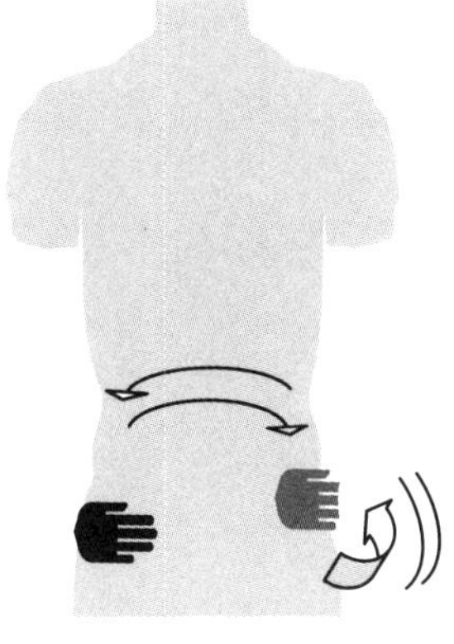

Ausgleichsposition

Verschieben

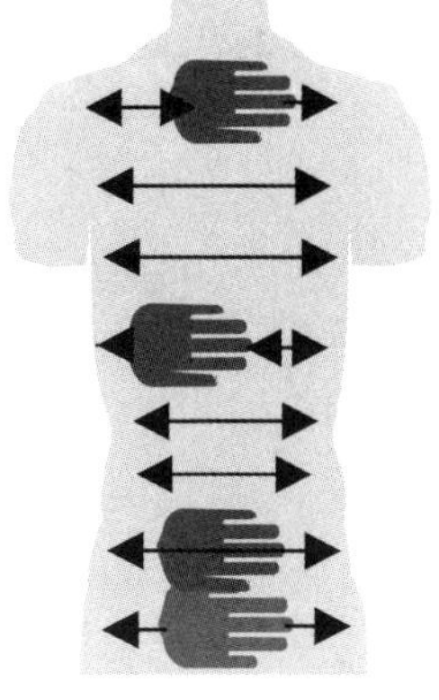

Ausgleichspostition

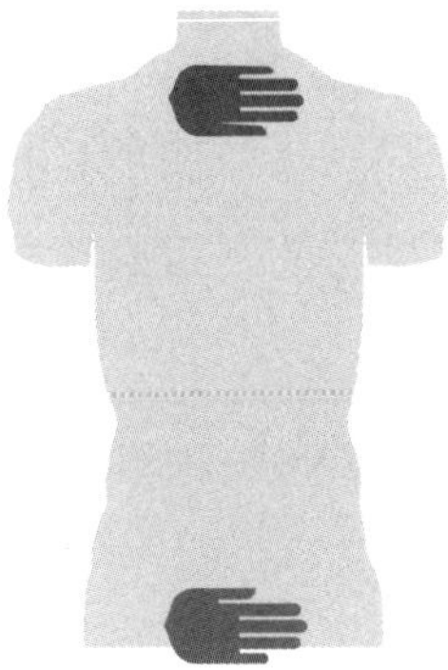

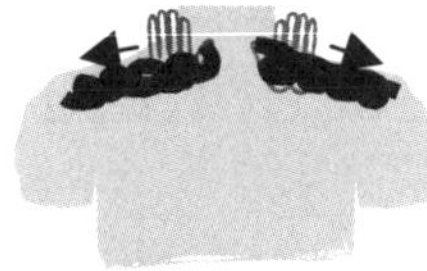

Zirkeln auf der Schulter Abb. 1

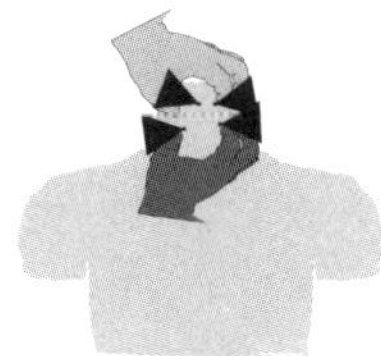

Zupfen am Nacken, Abb.2

Ausgleichspostition

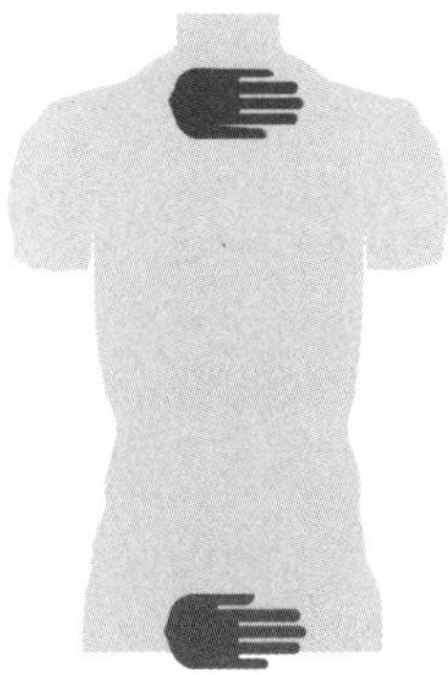

Liegende 8

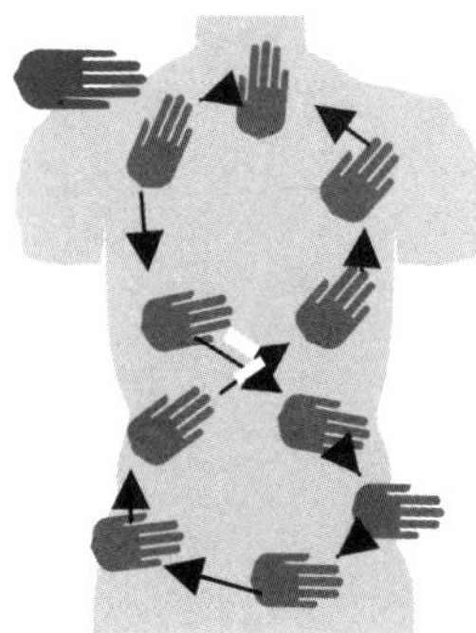

Ausgleichspostition

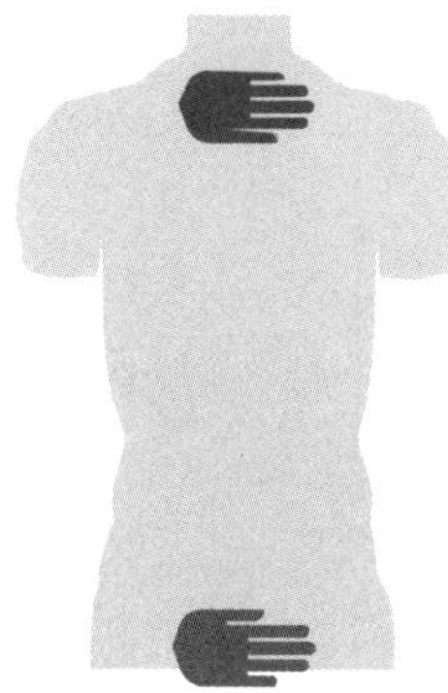

Ausstreichen der Seiten

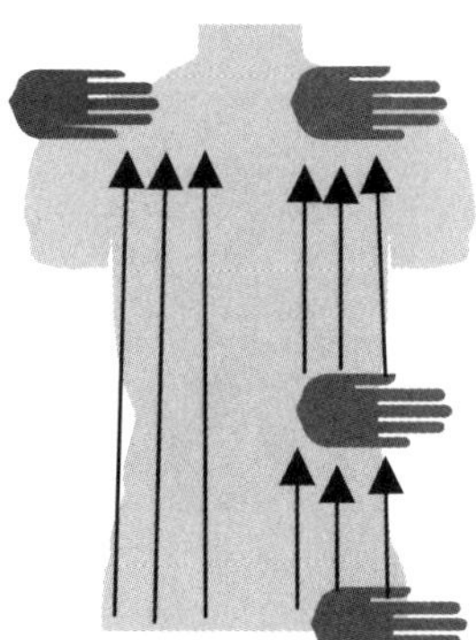

Ausgleichspostition

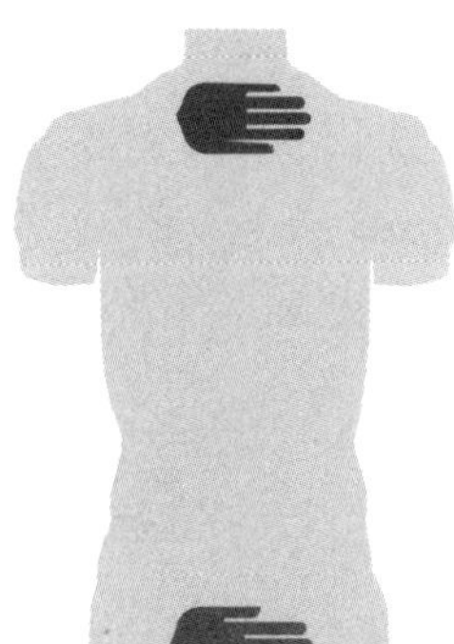

Herzposition

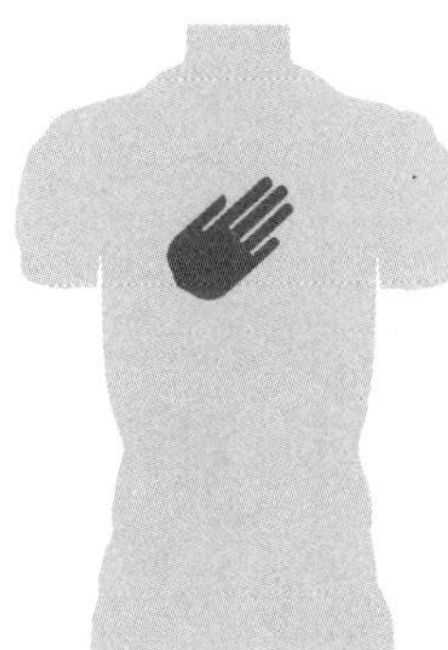

Bildtafel für 2. Tibetische Massage

Ausgleichspost

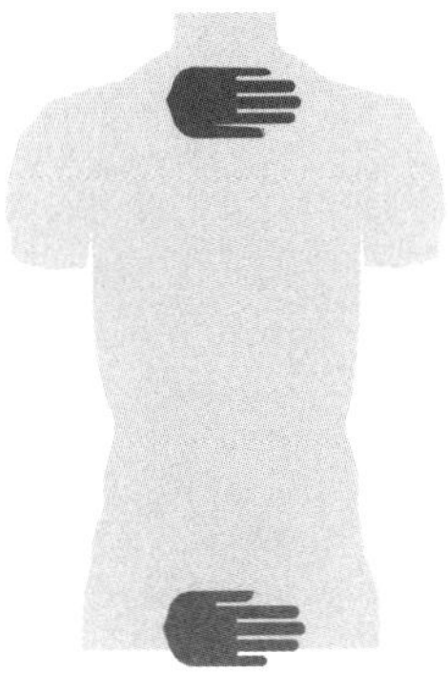

Liegende 8

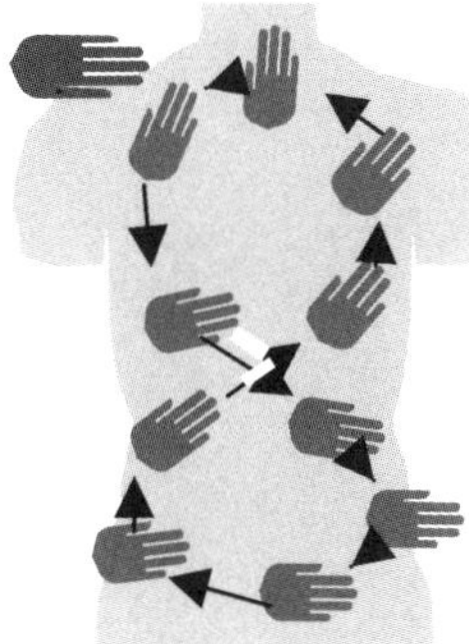

Ausgleichspostition

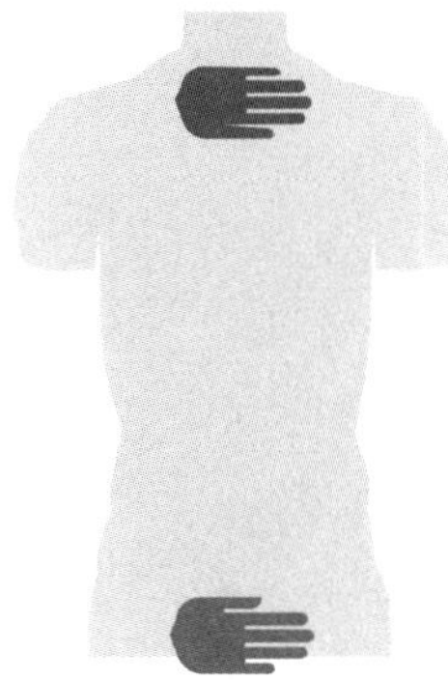

Verschieben bis Höhe Schultern

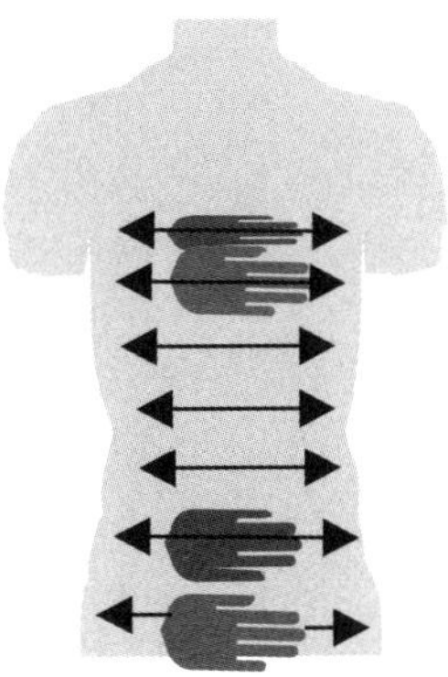

Ausgleichspostition

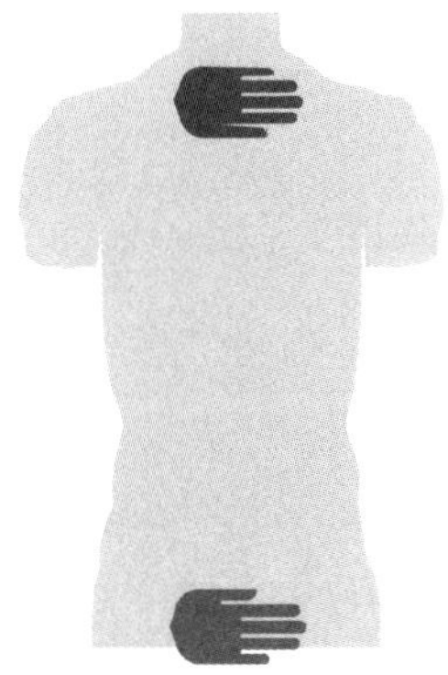

Liegende 8

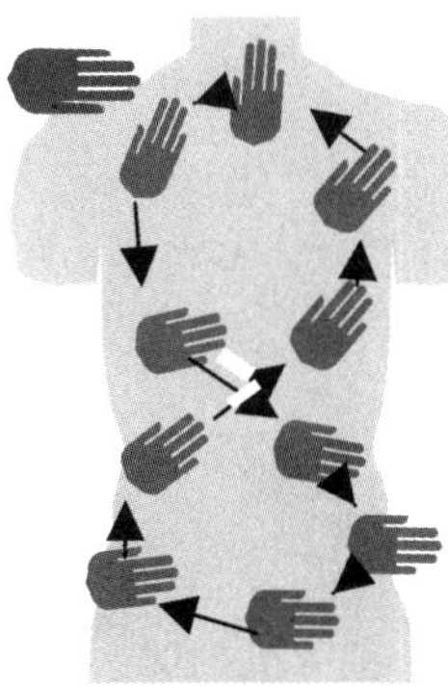

Ausgleichspostition

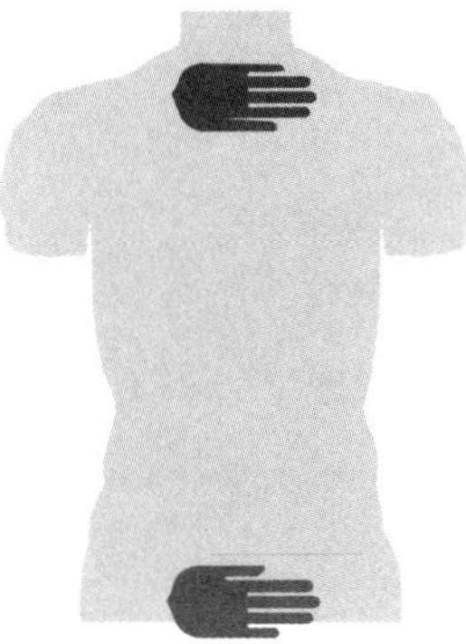

Zirkeln mit zwei Fingerspitzen auf der linken und rechten Seite

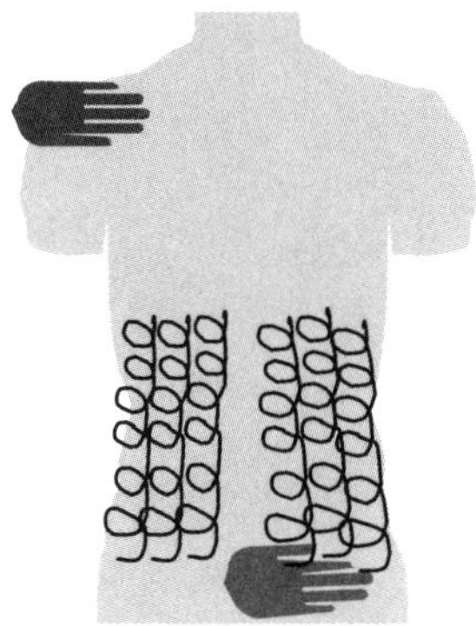

Ausgleichsposition

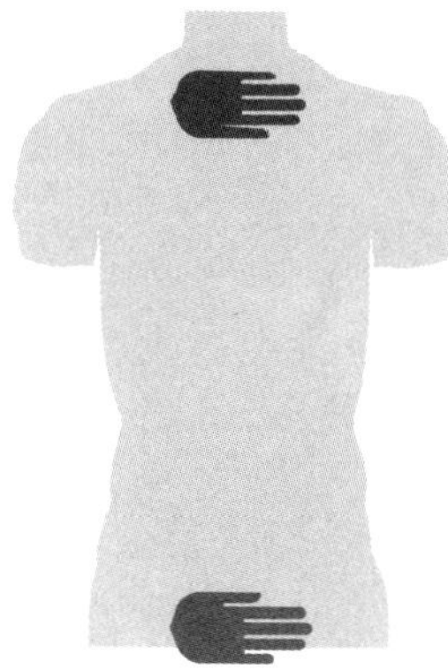

Liegende 8 gegen den Uhrzeigersinn

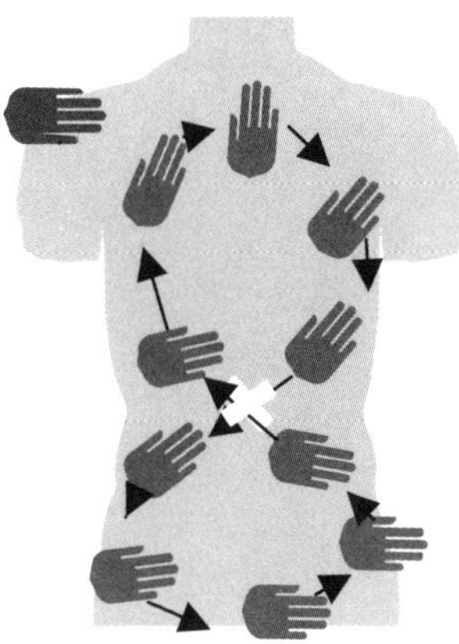

Ausgleichspostitio***n***

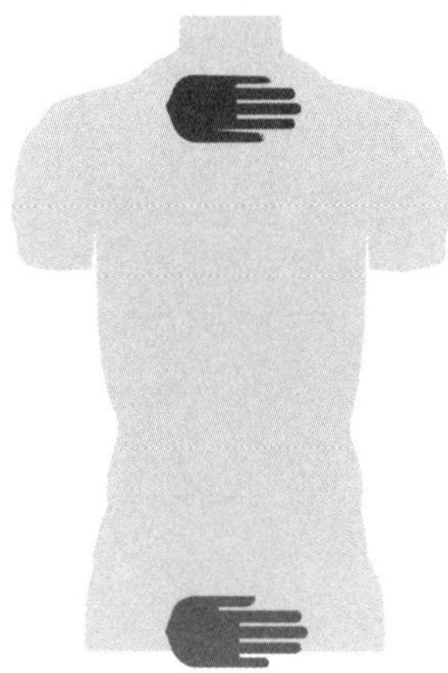

Herzposition

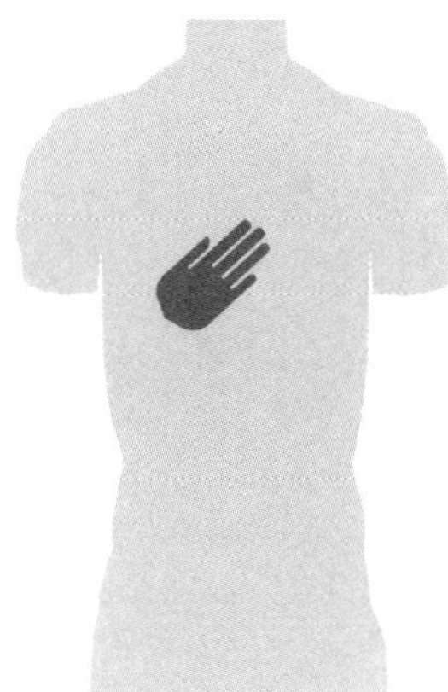

Kurse

In meiner Praxis gebe ich laufend Kurse, in denen ich die tibetischen Massage in Wochenendseminaren unterrichte.

Wenn Sie Interesse haben, die tibetische Massage einfach praktisch noch genauer zu erlernen, dann wenden Sie sich bitte an den Verlag.

Aus der tibetischen Massage entwickelte sich eine ganzkörperliche Massage- die Chakra Magic Massage. Diese Massage verläuft vollkommen fließend, ist sehr wohltuend, lösend und entspannend für den ganzen Menschen. Auch diese Massage wird von mir in Seminaren weitergegeben.

Weitere Anfragen über den Verlag oder per eMail: **AnnLinet@TreeNet.de**

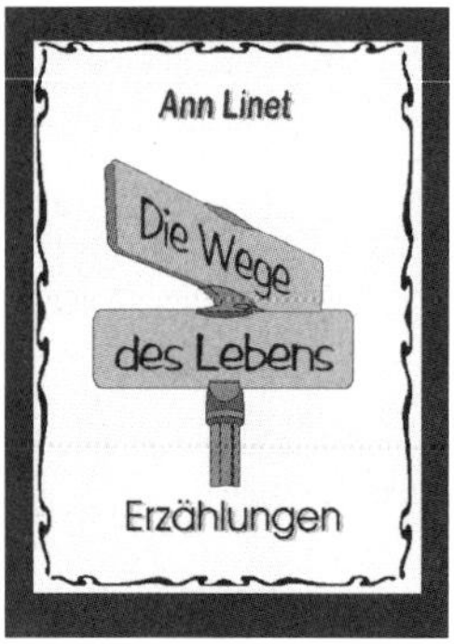

Ann Linet

Die Wege des Lebens
Erzählungen

Ann Linet lädt durch 13 kleine, einfühlsame und heitere Geschichten zum Träumen und Nachdenken über das Leben und sich selbst ein.

Durch die Weisheit, die in jeder Geschichte steckt, kann für den eigenen Lebensweg manche Idee und Spiritualität herausgezogen werden und dient so als neuer Wegweiser.

TB 96 S. 13 Farbabb. DM 21,95

ISBN 3-931330-08-7

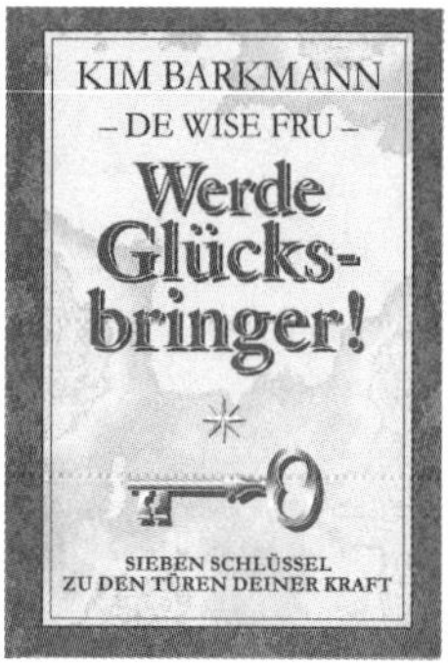

Kim Barkmann

Werde Glücksbringer

Lebende Glücksbringer sind Menschen, die ihre Wahrheit gefunden haben und sie leben. Sie erkennen sie auch in anderen und können ihnen helfen, sie ebenfalls zu sehen. Ein wahrhaftiger Mensch wird der Wahrheit im anderen seine Aufmerksamkeit schenken, die jetzt in diesem zu wachsen beginnt. Das wirkt sich in seinem Leben dann als Glück aus. In ihren Briefen an ihre Freundin Steffi hat Kim Barkmann sieben Einsichten vermittelt, die als Schlüssel fungieren, um die Türen zur Wahrheit zu öffnen. Hinter jeder Tür beginnt ein Weg, der gegangen sein will. Wem es gelungen ist, diese Einsichten zu tätigen und in sein Leben und in sein Selbst zu integrieren, der kann sich auf den Weg machen, um ein Glücksbringer für sich, für andere und in dieser Welt zu werden.

TB 96 Seiten DM 19,80

ISBN 3-931330-06-0

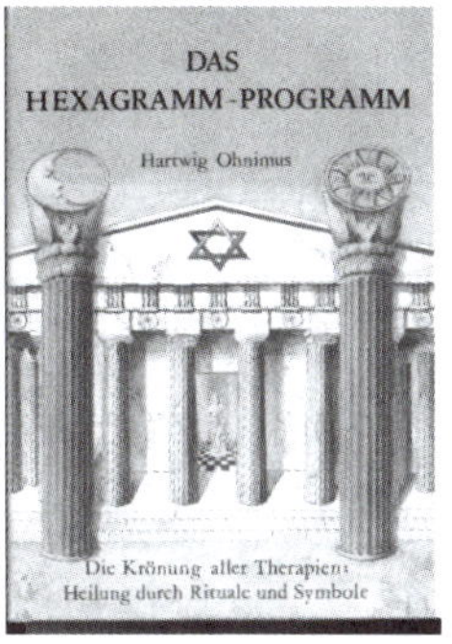

Hartwig Ohnimus

Das Hexagramm-Programm

Das Hexagramm-Programm ist ein Buch, das die Astrologie mit der christl. Mystik. Die SPIRITUELLE ASTROMEDIZIN klärt den seelischen Hintergrund jeder Krankheit. Sie ist für den verantwortungsbewussten Therapeuten unerlässlich, denn sie zeigt blitzschnell die Ursache und den Ausgang aus dem Leiden. Der wichtigste Punkt im Horoskop ist der Aszendent. Wird er nicht richtig gelebt, kann sich sein Thema symptomatisieren. Die unsterbliche Seele bemüht sich, den Irrweg zu korrigieren und weist über die Körperorgane auf die seelischen Probleme hin. Unser Tipp für jeden Astrologie-Interessierten!

TB 440 S., 94 Abb. 42,90 DM

ISBN 3-931330-07-9

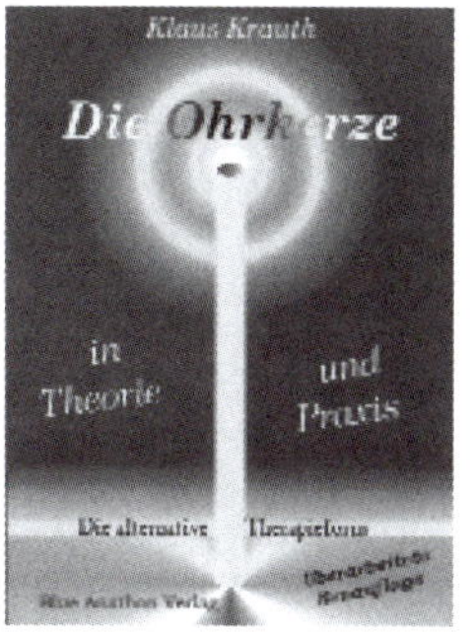

Klaus Krauth

Die Ohrkerze in Theorie und Praxis

Dieses umfangreiche und bisher einmalige Werk enthält nicht nur Therapieerfahrungen, sondern zeigt auch die Vielfalt der Einsatzmöglichkeiten und Indikationen der Ohrkerzentherapie auf.

Viele Tipps und Hindergrundinformationen, sowie genaue Therapieanleitungen und den Umgang mit der Ohrkerze, machen dieses Buch zu einem unentbehrlichen Ratgeber für den Ohrkerzenanwender.

Aus dem Inhalt:
- Die Wirkung der Ohrkerze auf Körper und Psyche
- Vorgehensw. bei versch. Krankheiten
- Begleittherapien zur Ohrkerze
- Fallbeispiele aus der Praxis
- Behandlung von Tieren
- uvm.

TB 96 Seiten DM 19,80

ISBN 3-931330-06-0

€ 10,50
0/30

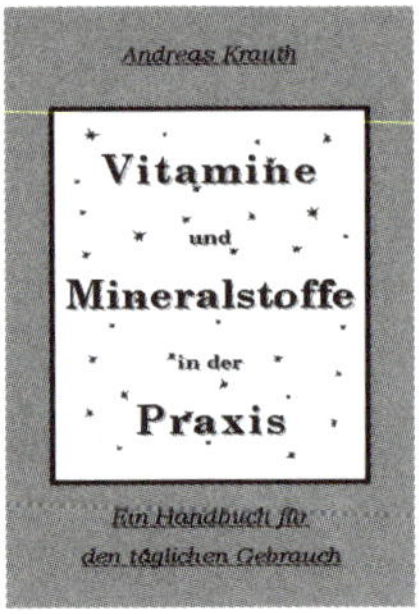

Andreas Krauth

Vitamine und Mineralstoffe in der Praxis

Dieses Nachschlagewerk ist für jeden gedacht, der schnell und übersichtlich die Informationen über Vitamine, Mineralstoffe und Spurenelemente zur Hand haben möchte, ohne lange suchen zu müssen. Deshalb ist dieses Handbuch auch eine sehr gute Ergänzung zu bereits vorhandenen Büchern über diese Thematik.

Mit Tabellen und Listen

TB 96 Seiten DM 19,80
ISBN 3-931-330-04-4

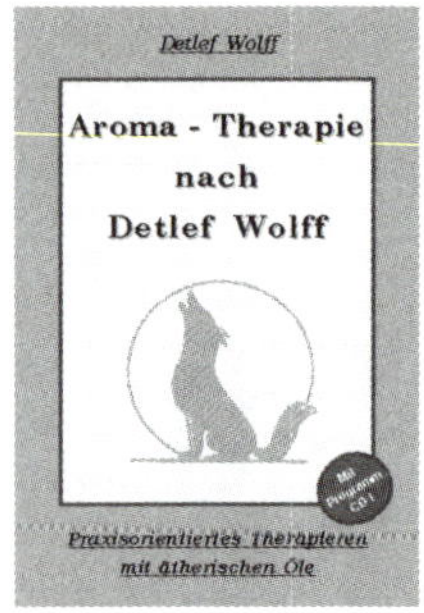

Detlef Wolff

Aromatherapie nach Detlef Wolff

Die Aroma-Therapie ist für viele schon lange ein Begriff und wird heute auch von Medizinern immer mehr und mehr geschätzt, auf Grund der sehr wirkungsvollen Eigenschaften der ätherischen Öle.
Verwendet nun ein Therapeut oder Mediziner ätherische Öle um Krankheiten zu lindern, wird die Aromatherapie zur Medizin!
Dabei wird der Schwerpunkt auf 5er-Kombinationen gelegt, die individuell auf den Betroffenen abgestimmt werden. Hieraus ergibt sich eine weit aus höhere Wirksamkeit als bei der Anwendung von nur einem oder zwei Ölen gleichzeitig, wie es leider oft praktiziert wird. Die beiliegende CD enthält ein Programm, mit der Sie sehr einfach, aus über 80.000 Möglichkeiten Ihre individuelle 5er-Kombination ermitteln können.

TB 96 S., Windows-CD, DM 34,90
ISBN 3-931330-05-2

10 €